我在安寧療護三十年

從此走上
「送死」這條不歸路

凡事希望有最好的結果,
但別忘記做最壞的打算。

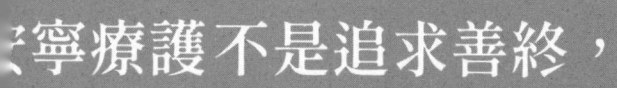

寧療護不是追求善終,
是要努力追求「善生」與「善別」,
末期病人好好活著、
親友好好告別。

代序：圓滿安寧療護三十年，然後呢？

被派開創心蓮病房傻人有傻福

我是在民國84年8月，被外派到台大醫院6A緩和醫療病房受訓一個月，然後回花蓮慈濟醫院負責籌備開設安寧病房，努力一年後在民國85年8月開創「心蓮病房」。我是「傻人有傻福」，王英偉主任指派我籌備，開設心蓮病房之後就多出一個主治醫師名額，當年沒人跟我搶位子，我就成為該院家醫科有史以來首位院內直升的主治醫師，籌備一年的努力等於幫自己開出新職缺。我在那裡「八年抗戰」之後，民國93年據說因「理念不合」而被離職，從此在慈濟體系被銷聲匿跡而無名。

我在民國88年回去「靜思精舍」，對師父們演講「安寧療護」，當場對著佛菩薩和師父們宣告：「我發願要在安寧療護待三十年！」其實我是受到恩師余德慧教授的啟發，那年我就讀國立東華大學族群關係研究所碩士在職專班，他對我說：「許禮安啊，你怎麼都只有年度計畫，沒有五年、十年，甚至三十年的計畫？」我起先只給自己五年的期限，因為癌症的「治療成功率」其實只等於「五年存活率」，因此我只要做超過五年，就可以算是「成功者」。我後來演講時開玩笑說：「可惜才打完八年抗戰就

被開除了！」

　　花蓮慈濟醫院「心蓮病房」如今還在，是我在二十七年前就開辦，因為我在慈濟體制內被除名，只剩王主任的「功勞」，但我自認為：就算沒有功勞，至少也有「苦勞」，所以要不斷「搖旗吶喊」說「心蓮病房」是我開的！開辦第三年（民國88年，西元1999年），花蓮慈濟醫院用「心蓮病房」報名參加「全國醫療品質獎」，當時王主任出國進修，評鑑事宜都由我負責，我帶領「心蓮病房」安寧團隊拿到「全國醫療品質金獎」，事後醫院並未給我加薪，更不曾公開表揚，當年是「為善不欲人知」，後來則是「不容青史盡成灰」！

在安寧療護愈挫愈勇打死不退

　　我是佛教徒，對打從心底瞧不起的長官有時會假裝必恭必敬，但是我對佛菩薩和出家師父可從來不敢造次和打妄語。於是我不是「撤退」而是「轉進」，民國93年6月被辭職，離開服務滿十一年的花蓮慈濟醫院，到衛生署花蓮醫院擔任家醫科主任，努力一年半，民國95年元月再度開辦我的第二個「安寧病房」，可惜只有短短十個月，我就據說因「個性不合」再度被離職。我的第三個工作在花蓮某聯合診所行醫，他人認為我每況愈下，但我反而「因禍得福」，有更多時間可以去演講宣導安寧療護，不久後在97年1月因病回高雄，人生從此進入新的推動安寧療護階段。

我在將滿三十足歲的前一個月去台大醫院受訓，開始從事「安寧療護」，那是民國84年8月，即將在兩年後的民國114年8月屆滿我曾發願的三十年。我以民國97年1月為分水嶺，當時我因為左側顏面神經麻痺，離開待了十五年的戶籍所在地花蓮，回到故鄉高雄市迄今已十五年。前半段我在安寧病房與安寧居家療護第一線，直接服務末期病人和家屬，同時業餘時間去宣導安寧療護。後半段則是「我的副業在當醫師」，主要工作在推動「安寧療護與生死學」的社會教育，以「高雄市張啓華文化藝術基金會」為根據地，把一個「文化藝術」的基金會，經營成我開玩笑的「地下安寧基金會」。

　　過去十五年來，從民國97年到111年，我進行「安寧療護與生死學」演講3,085場，共8,889.5小時，計138,999人次，總計341,201人時（以每場的「人數」乘以「小時」，加總得到的數字）。我留下眾多文章、Word講義、PPT資料，以及演講的錄影檔案，即使在我死後，仍然可以繼續活在網路上，不斷地進行安寧療護宣導。去年下半年我開始思考：我當年的「發願三十年」即將在三年後到期，前陣子開始感覺有點心灰意冷，畢竟這些年來累積不少挫折，有某種深刻的無力感，甚至身心俱疲。其實我並不想經常的「拋頭露面」，不想當烈士去「拋頭顱、灑熱血」，只想要讀書寫作、簡單過生活。

發願安寧療護三十年將要圓滿

台中榮總黃曉峰主任曾問我:「你是拿到麥克風捨不得下台嗎?」我回他:「你以為我愛嗎?我是不得已啊!」我曾經被稱為:台灣安寧界的「鬼才」、「奇葩」、「獨行俠」、「怪俠」等,但我頗有自知之明,自認為只不過是個「非主流」、「沒大沒小」、「一肚子不合時宜」、「滿腦子胡思亂想」、「不懂敬老尊賢」、「不識時務」、「不識相」的傢伙罷了!打從去年(111年)下半年起,我就開始在心裡思考:我曾經發願要從事「安寧療護」三十年,如今已經過了九成歲月的二十七年。在當年立下的「三十年之願」圓滿以後,我還要繼續賣命或不要命似的宣導「安寧療護」嗎?

我想到古人說:「為山九仞,功虧一簣」,「行百里者半九十」,這樣算來,我才走到一半而已,其實沒有把握可以滿願,或許會「壯志未酬身先死」而先「魂歸離恨天」,畢竟身為佛教徒和安寧專科醫師,深知「明天和無常,何者先到?誰也不知道!」長年以來的單槍匹馬、單打獨鬥,人稱「獨行俠」,其實是說我:一來習慣得罪人因此沒朋友,二來容易被眾人暗算而陣亡。我有時候在臉書發表安寧療護文章,還會被無知民眾甚至是醫護人員圍剿,心裡覺得這真的是夠了!讓我很想學「霹靂布袋戲」的「網中人」,躲起來高喊:「含恨啊!」

朋友跟我開玩笑說:「你就學那些歌星(歌王、歌后),先宣布兩年後即將『封麥(封閉麥克風)』和退出『安寧界』(比照退

出歌壇），想要約你演講的人就要趕快！反正『封麥』之後，將來還是可以復出『開麥』啊！」曾經有某位安寧醫師在臉書回應別的醫師說：「許醫師每次演講都在罵人！」他不知道我會看到，我就在他的貼文後面直接回他說：「某醫師，您對我很有成見喔！」我心想：最好是我每次演講，您都有聽到啦！我當然知道：我過去得罪太多人，尤其是習慣得罪長官，迴力鏢總有一天會打到自己！

　　近來有時不免興起這樣的感概：「世人愚痴，無可救藥！」如果你自認並非愚痴之人，就請勿自行對號入座。俗話說：「長江後浪推前浪，前浪死在沙灘上。」我雖然不自認是「前浪」，當然更不可能是「後浪」，只是感覺「去日苦多」而「來日無多」。我開始想要退出「安寧療護」這個江湖，「歸隱山林」回歸本真，或是像恩師余德慧教授說的「野草」，過著「閒雲野鶴」的生活。這個想法已經在我的腦海盤旋半年，因為忙著開辦網路課程宣導安寧療護而擱置，這兩天趁著特別的紀念日寫下來，我到現在還沒有結論與決定。

本篇刊登於佛教蓮花基金會《生命》季刊172期【生存美學】許禮安醫師專欄
112-03-12（日）國父孫中山醫師逝世紀念日/植樹節
未時完稿/台南成大醫學院第三講堂
112-03-14（二）日本白色情人節/戌亥時定稿/高雄安居

目錄 | Contents

代序：圓滿安寧療護三十年，然後呢？

/第一部分/
安寧療護的生命回顧

你的書會不會暢銷？	14
我不是死神，只是虛弱的存在	16
我的弱點後來卻變成優點！	18
安寧療護是滿足自己的道德私欲？	21
安寧療護是舶來品，就像西裝和領帶？	26
出神忽憶當年事——十七年前的安寧故事	29
為誰辛苦為誰忙？划算嗎？	32
當末期病人想回家	36
關於全國七月安寧月	39
插管急救與植物人照護	42

禮安56足歲農曆生日的生命回顧　　46
　　末期漸凍人納入安寧療護服務，有我的努力在其中！　48
　　安寧療護傳愛種子培訓班－優良安寧療護的理念與實務　50
　　紀念心蓮家族安寧朋友陳慧翎　　55
　　許醫師，可以加個LINE嗎？　　60

/第二部分/
安寧療護與生死思考

　　給衛福部和健保署的建議公開信　　66
　　大學需要樂齡，醫院需要安寧！　　69
　　別讓孩子早得癌症，必須推動污染防治！　71
　　柯文哲和許禮安都說：人只有兩種死法！　73
　　只有安寧病房是予人卡好死的所在？　77
　　你的善終，關我屁事！　　79

防治及衛教卻只剩治療？ ... 82

　　察覺病人需求並挺身而出 ... 87

　　安寧療護水準與死亡品質 ... 90

　　回應聖功醫院年輕醫師的所謂解脫 ... 95

　　無邊界的安寧緩和醫療 ... 100

/第三部分/
安寧療護與長期照護

　　參觀病房與負面心情 ... 106

　　安寧理念宣導何時算成功？ ... 109

　　安寧療護宣導是社會觀念改革 ... 111

　　不一定要有安寧病房？胡說八道！ ... 114

　　不插鼻胃管就不能打點滴？ ... 116

　　為省錢寧可被插鼻胃管灌牛奶？ ... 118

安寧居家與在宅安寧	*120*
世界安寧日與雙十國慶	*126*
拓展台灣的善終境域	*131*
沒有末期不能安寧療護？	*136*
從PCR談CPR和ACP與PCA	*140*
安寧居家防疫看等級	*146*
我是台灣安寧界出版最多書的醫師	*150*
安寧療護與日常生活的聯想	*153*
安寧療護常識檢定	*157*

許禮安醫師簡歷

第一部分

安寧療護的生命回顧

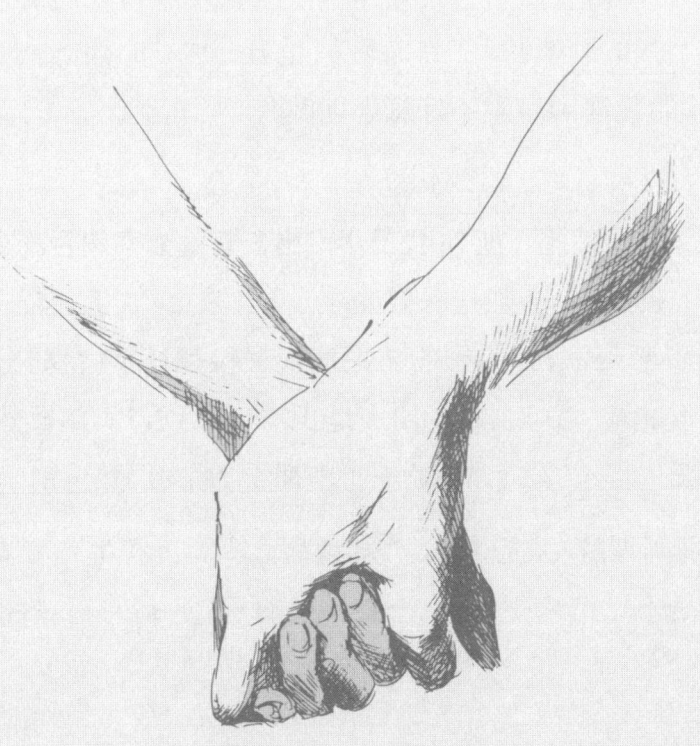

你的書會不會暢銷？

去年底106年12月27日，我收到海鴿文化寄來四大箱共計220本，自己寫的新書《我對安寧療護的顛覆思考與經驗談》，書末寫的出版日期卻是2018年01月01日，其中只有20本是公關書，剩餘的200本則是用我的版稅換來，這是我近年來出書的習慣。

我從民國98年4月開始，在衛生福利部屏東醫院家醫科兼任主治醫師，固定在週一下午和週四下午看診，到現在將近九年，醫師只是我的副業，算工作時數只是五分之一的醫師。最近某日，跟診的護理師有點不好意思地問我：「許醫師，你的書會不會暢銷？」

我說：「當然不可能！」我早年剛出書時就觀察過台灣書市，健康類的暢銷書，多數是保健養生、瘦身減重、美容美體、抗癌成功等類型。我寫進書裡的末期病人最後都死了，台灣出版業近年來不景氣，這種書賣不出去是正常。我近五、六年雖然每年平均出版一本，但是通常一刷一千本都賣不完，很難再刷。

護理師理解，安慰我說：「社會觀念不願去談生死和安寧，大家都是不見棺材不掉淚！」很久以前，我演講時就曾開玩笑

說：「我簽名的書請你收藏好，我的書要等我死了才會暢銷，不過可別因此就提早把我弄死！」最近開始遇到有人跟我說：「許醫師，我二十幾年前就聽過你演講！」老婆提醒我：「你的過去開始追著你了。」

我過去出版十幾本書，從來不曾想過要靠版稅發財，知道自己的才氣和財氣都有限，總開玩笑說：我承認自己沒有智慧，所以不夠資格有財產，根本不去想「智慧財產權」。我出書是為了推廣安寧療護理念，就不在意是否暢銷，版稅都拿來買書送人，甚至還得倒貼。

我民國97年因病回高雄休養，開始擔任張啓華文化藝術基金會的執行長，有時候在上班時間寫文章，就決定出書版稅都換成新書，放在基金會義賣給課程學員，或是去演講時由司機助理大哥協助義賣，開立捐款收據，微薄的所得就可以增加基金會的收入。

舊作多數早已絕版，目前可簽名義賣的是《人生，求個安寧並不難》、《那些菩薩給我們的故事─安寧療護故事集》、《安寧療護的100個小故事》、《生死關懷的100個小故事》、《許禮安談生說死》、《我對安寧療護的顛覆思考與經驗談》、《安寧緩和療護》共七本。

許禮安107-01-27（六）戌時/高雄安居

我不是死神，只是虛弱的存在

我當醫師二十八年（從有醫師證書開始起算），從事安寧療護已經二十四年，我成立的第一個安寧病房是花蓮慈濟醫院「心蓮病房」，到現在已經二十三年。早期民智未開，連醫護人員都不知道安寧療護是「什麼碗糕（台語）」的年代，我在醫院的各科病房看會診，經常要飽受異樣的眼光（因為我有著敏感脆弱的心靈）。

我現在離開安寧療護第一線服務，只是兼任的門診醫師，全力推動「安寧療護與生死學」的社會教育，只剩偶爾在家醫科門診，有末期病人接受疼痛控制，或家屬前來諮詢安寧療護服務。以前在安寧病房工作的我比現在瘦約十公斤，一天到晚都在醫院出沒，效法諸葛亮的「鞠躬盡瘁，死而後已」，可能有時候「過勞」到像個遊魂。

早期我一個人負責全院的安寧療護會診、安寧病房住院、安寧療護門診、安寧居家療護。曾經內科病房傳回來一個說法：「那個許醫師是不是因為在安寧病房待久了，感覺好像元氣都被吸光了！」我聽完哈哈大笑，其實我從小就是體弱多病，加上

在醫院沒日沒夜的工作與值班，當然不可能變強壯，但也沒有因此而更虛弱。

當年我在花蓮慈濟醫院工作，曾經去外科病房探病，有位熟識的慈濟師姊住院動手術，但她並不是癌症也不是末期病人。結果我才探病出來走到護理站，就被認識的護理師看到，很驚訝的問我：「許醫師，你今天來看誰？我們沒有會診啊！」我說來看某某師姊，那位護理師滿臉驚恐的說：「那個師姊又不是末期，你幹嘛來看她？」

我當時不以為意，其實後來想起來覺得很受傷，感覺我在醫護人員的眼裡，或是在病人與家屬的心目中，很像是虎視眈眈、等著啃食屍體的禿鷹，甚至更像是披著黑斗篷、揹著大鐮刀，準備收屍的死神。我從事安寧療護工作，被誤認為我只會也只能去看末期的病人，而且因為我都看末期病人，好像被我看到的話，病人很快就會變末期。

我從別人的眼神，認清自己的形象。相對的，在我的末期病人身上，我發現自己很適合陪伴他們，其實我只是個虛弱的存在。有時候我跟末期病人開玩笑：「你一點都看不出來，跟你比起來，我比較像末期。」我覺得末期病人喜歡我，說不定是因為他們看到我，可能會這樣想：「跟這個醫師比起來，我應該會活得比他還久。」

許禮安108-5-19（日）12:00/張啟華文化藝術基金會華會館3樓教室

我的弱點後來卻變成優點！

我從小體弱多病，經常是病人，國小曾經得麻疹轉肺炎去住院，雖然我對這段往事已全無印象。聽說我小時候常常在半夜被媽媽揹著，到左營大路的診所敲門，看有哪位善良的醫師願意起床開門應診；據說我爸當時在台電的薪水，有三分之二都繳了我的醫藥費。

長大後「不小心」當了醫師，卻經常同時還是個病人，一邊生病一邊看診和值班。我曾被問到：「許醫師，你怎麼和大多數醫師的觀點不一樣？」我說：「可能我當病人的時間比當醫師還要久，所以我比較容易站在病人的位置和角度看事情，而不是醫療本位主義。」

本來中醫師要「望、聞、問、切」，西醫要四診「視、聽、觸、叩」，西醫據說有些病是聞味道就可以知道診斷，可惜我可能小時候太常生病，嗅覺很差，幾乎聞不到味道。我現在只有對菸味特別敏感而已，嗅覺這麼差的人如果有毒氣，應該會先被毒死吧！

後來我從事安寧療護，經常面對癌症末期病人，腫瘤傷口會

有許多味道。特別是頭頸部癌症的病人，味道是直接衝著你的臉而來，很容易讓人皺眉和掩鼻。我因為嗅覺差的缺點，可以近距離接觸末期病人，不會瞬間出現嫌惡的表情，所謂「泰山崩於前而色不變」。

末期病人傷口護理主要目標就是讓病人不痛和沒有味道。我以前在安寧病房跟護理師說：「如果讓我聞到病人腫瘤傷口的味道，你們的傷口護理就不及格。」其實一點都不嚴格，如果連我嗅覺這麼差都可以聞到味道，病人和家屬當然都可以聞得出來，而且更濃烈。

我從小多愁善感，「先天下之憂而憂」，「生年不滿百，常懷千歲憂」，喜歡在「秋風秋雨愁煞人」的深夜裡寫文章，因為「舉世皆濁我獨清」，眾人皆睡我獨醒。這種個性後來在醫學教育和醫療體系都很吃虧，這裡講求理性和理智，情緒和情感是上不了檯面的。

我從事安寧療護之後，發現我的弱點和缺點卻變成優點和強項。病人和家屬多半處於強烈的情緒和情感當中，醫護人員想要用理性和理智去溝通，就很容易踢到鐵板，「秀才遇到兵，有理說不清」。所以我說：「這裡是博感情，不是講道理，是勞心大於勞力的地方。」

後來我回母校高雄醫學大學進行「生命倫理」課程的協同教學，曾有醫學系大一的學生（學妹）聽完我「安寧療護的倫理

議題」，下課後來問我：「老師，我的班導師和學長姊都說我多愁善感、容易掉眼淚的個性要改掉，不然將來要當醫師會很吃虧。」

我看著正青春卻困惑的學生，想到我在醫界一路走來的辛苦與挫折，我不能跟她說：「吃虧就是佔便宜」，我不想鼓勵她：「沒有人扯後腿，就練不出腿勁」。我只能溫柔的告訴她：「現在也許是弱點，等你將來獨當一面的時候，你的弱點可能有機會變成優點。」

許禮安108-9-12（四）辰時/高雄市張啓華文化藝術基金會
美國九一一事件十八週年忌日隔天

安寧療護是滿足自己的道德私欲？

　　我在母校高雄醫學大學開課「生死學與生命關懷」已經六年第十一回合，第十一週11月19日主題是「安寧療護與緩和醫療」，因為我故事太多講不完，於是第十二週11月26日原訂主題「如何面對生離死別」，前半段又拿來講我在花蓮開過兩個安寧病房的故事。但是有學生寫了一大段言之成理但似是而非的心得如下段，讓我必須寫這篇文章探討澄清以正視聽。

　　學生寫：「我想：站在道德面去公開譴責其他醫院是不太恰當的。或許願意投身安寧療護這類較少人參與的領域令人欽佩，但這並不等同也要拿這點去要求其他人，更何況身為醫師的他們也是救人無數，而醫院也是需要營運的。我想該以其他方式去推廣此事，否則很像只是在滿足自己的道德私欲（只有我做好事）罷了吧？而這一塊是未來勢必得延伸的（老人愈來愈多），先驅者的每一步都是值得後人景仰，但絕非是拿來向他人情緒勒索的籌碼。」

　　首先，「道德」是公共議題，道德不可以用來滿足「私欲」，反而「不道德」才需要用「假道德」來滿足私欲。故意把這兩個

名稱合為一體，本身就是「矛盾」和不合邏輯，這是台灣教育最大的失敗。就像「無效醫療」：醫療必須有效才承認其為醫療，既然「無效」就不能算是「醫療」。也像「健康食品」：你健康，吃什麼食品都可以，不用特定吃健康食品；不健康就是有病該吃藥，更不必吃健康食品。這種似是而非的名詞論點充斥在社會和新聞裡面，長期混淆大眾的視聽和無知的腦袋。

柯文哲醫師在書裡說過：「道德勇氣」是錯誤用語，因為假如我要做有道德的事情，還必須鼓起極大的勇氣才敢去做，就表示這個社會充滿了不道德！所以，我說：現在我已經努力鼓起「道德勇氣」，去批判這個充滿不道德的醫療體制，而你卻不敢去批判這個社會和醫療體系，只敢「指責」我是「道德私欲」，這是「姑息養奸」。將來你和家人死在這個充滿不道德的醫療體制裏面時，我會說活該，因為這就叫做「養虎貽患」和「自作孽，不可活」！

其次，你說：「身為醫師的他們也是救人無數」。我說：「法官和警察裡面還是有壞人」。你不能說：「因為大部分醫師都是好人，所以就相信絕對不會有醫師會是壞人。」我現在告訴你：台灣發生過有醫師把病人手術檢體掉包，本來沒有癌症卻變成有癌症，來詐騙健保以增加業績，層級高到高醫（醫學中心）婦產科主任，這是有新聞報導和法院判例為證的。難道你要像「六四天安門事件」歌曲《歷史的傷口》寫的：「蒙上眼睛，就以為看不見；摀上耳朵，就以為聽不到。而真理在心中，創痛在胸口，還要

忍多久，還要沉默多久？」

護理界的祖師奶奶南丁格爾女士說過：「很多人認為，祇要是獲得多數人支持的，就是對的。但是我這個老頑固卻認為，多數人總在錯誤的那一方。」「當我們在作一件正確的事情時，我們已經沒有退路了。揭露多年風塵的人，本來就會沾的灰頭土臉。」「有人批評我是一個不講道理的人。其實，當有些人自認有辦法對付你時，他們的火力是排山倒海而來，從來不講道理；等到他們發現無法對付你時，才說要講道理。沒錯，對這種人，我是不講道理的，我是大聲的講、重複的講、不退縮的講，直到對方的炮口縮回去。」

第三，你說：「醫院也是需要營運的」。醫院當然需要營運，但是如果只是「道義放兩旁，利字擺中間」也就算了，畢竟只要不違法、不做傷天害理之事，所謂「人不為己，天誅地滅」。可是假如「不擇手段」到「為非作歹」，到達「殺頭生意有人做，賠錢生意沒人做」的地步，那就「天理難容」。頂新集團的「慈濟師兄」魏應充只不過是「用黑心做髒油」，就已經被詛咒「千夫所指，無疾而死」。台灣醫療體系早就已經淪落到我說的：「有利可圖者，趨之若鶩；無利可圖者，逃之夭夭」。將來當你和家人成為受害者的時候，請你記得千萬要原諒它，畢竟是你說「醫院也是需要營運的」！

南丁格爾女士還說：「在醫院管理上的錯誤是：擁有權力的人，經常躲在管理規則的背後。他們不僅失去與人直接接觸的

影響力,而且對想做事的人,不斷用規則去限制他們。以致想做事的人,必須不斷地與他們的規則奮戰,如果他們放手,我們總能更快速的完成任務。」「管理不好的醫院,是病人的刑場。只要我一息尚存,我將為醫院改革而戰。」「一個人早死並不可悲,可悲的是一個人活著卻不作有意義的事情,醫療改革是我人生最後的一場戰爭,是我的生命,只要我一息尚存,就會堅定的走下去。」

最後,你說:「絕非是拿來向他人情緒勒索的籌碼」。我只是把醫療體系的真相抖出來讓你知道,你自己要因此而有情緒,那是你的事情。但是,你不可以把「自發的情緒」推給我,說我在對你「情緒勒索」,我會覺得這真是天大的冤枉啊!我用充滿感情和關愛的語氣告訴你:現在不關心安寧療護,將來安寧療護也不會關心你;現在不支持安寧療護,將來會「痛苦哀號到死」的也是你的家人和你自己而已。如果你硬要說這樣就算是「情緒勒索」,你大可以不理我、不被我勒索,我只會不客氣的說:「你將來會不會得善終,關我屁事啊!」

南非總統曼德拉《漫漫人生路》說:「如果天空是黑暗的,那就摸黑生存;如果發出聲音是危險的,那就保持沉默;如果自覺無力發光,那就蜷伏於牆角。但是,不要習慣了黑暗就為黑暗辯護;也不要為自己的苟且而得意;不要嘲諷那些比自己更勇敢的人。我們可以卑微如塵土,但不可扭曲如蛆蟲。」假如你只想要「習慣在黑暗裡苟且」、「扭曲如蛆蟲」的存活著,我會尊重你

的選擇,但是請你「不要嘲諷那些比自己更勇敢的人」,至少我敢站出來說實話、挺身而出講出真相。

許禮安108-12-02(一)未時/衛生福利部屏東醫院家醫科門診

安寧療護是舶來品,就像西裝和領帶?

　　我最近演講安寧療護時,比喻說「安寧療護」其實是「舶來品」,就像「西裝和領帶」,在台灣人身上不一定好用!第一個現代化的「安寧院」和「安寧療護」模式,最早是從英國開始,西西里・桑德絲女爵士(Dame Cicely Saunders)1967年在英國倫敦郊區設立「聖克里斯多福安寧院(St. Christopher's Hospice)」,然後傳到美國,再由美國強權傳播出去,最後在全世界開花結果。

　　安寧療護強調「尊重末期病人的自主權與個別差異」,就算你去英國「原廠出品」,讀個碩士、博士回來,「全盤移植」保證「原汁原味」,可是請問:台灣的末期病人會和英國人末期一樣嗎?因為台灣病人不是外國人,你的「原汁原味」就會「格格不入」,台語叫做「無三小路用」。因此,要能符合末期病人真正的需求,必須建構「本土化」的安寧療護模式!

　　有人可能想要反駁我:「我覺得西裝和領帶很好啊!你看大部分台灣人都適應良好。」你適應良好,那是你家的事,你要當殖民帝國的走狗,我尊重你。但是我不穿西裝、不打領帶,因為

我不是西洋人，而你卻不願意尊重我，那麼我就不相信你會尊重末期病人。我二十二年前就曾經寫一篇文章「打領帶的論辯」，不客氣的罵人：「狗是被迫拴上狗鍊，人卻是自動打上領帶，在這方面真是人不如狗啊！」

台灣絕大多數的病人都不是外國人，也許沒有能力適應，或者像我這樣不想適應，我們不應該只會用外國人的安寧療護模式，變成強迫台灣末期病人都要死得和外國人一樣。我們當然需要從自己文化「長出來」，發展具有自己文化背景與特色的安寧療護模式，讓台灣的末期病人得到適合他們的「善終」，而不是勉強他們去適應外國人的善終。

《晏子春秋》內篇雜下：「橘生淮南則為橘，生於淮北則為枳，葉徒相似，其實味不同。所以然者何？水土異也。」後來變為成語「橘逾淮而為枳」，意思是：橘樹栽在淮南就是橘，而栽在淮北卻變成了枳，葉雖相似，味道卻不同，表示同樣的事物會因為環境不同而發生改變。這應該算是「水土不服」，除非把英國的病人、土地、氣候、風俗、文化等，通通移植過來，當然就需要英國「原汁原味」的安寧團隊來照顧。台灣現在很多專家稱讚北歐和日本的長期照護體系，努力去觀摩學習然後妄想要全盤移植，一樣是荒謬和懶惰！

重點還是回到：末期病人真正的需求是什麼？你願不願意「尊重末期病人的自主權和個別差異」，努力配合他的需求，為他設計合用的服務模式，好達成他所想要的「善終」。還是你已

經先設定好你「自以為是」的舶來品：從英國學來的安寧療護服務模組和善終模式，努力要把所有末期病人都塞進這個「框架」裡面，然後再自己拍拍手說「我好棒棒」！這就是台灣百分之百崇洋媚外的「標準答案症候群」！

許禮安109-01-17（五）未時初稿/衛生福利部嘉義醫院11樓第一會議室
中華康源活力行願會/「108年南臺灣（嘉義）安寧療護月會」第1回午休
許禮安109-01-20（一）巳時定稿/高雄市張啓華文化藝術基金會

出神忽憶當年事——十七年前的安寧故事

話說十七年前（民國92年，西元2003年）「嚴重急性呼吸道症候群（俗稱SARS）」傳染到台灣時，我還在花蓮某慈善醫院上班，是家庭醫學科和安寧病房的主治醫師，看家醫科門診、負責「安寧病房（包括值班）」以及「安寧居家療護」。

當時醫院有收治「疑似SARS」病人，雖然院長對內要求員工封口，但是外面民眾似乎都知道，醫院內外一片風聲鶴唳、草木皆兵。我現在不講「防疫」，因為我不是專家。我要講的是「安寧療護」服務當時受到疫情的影響：主要有兩大現象。

「安寧居家療護」試辦計畫從民國85年開始，我在的醫院是第一批的十家之一，整個東岸（宜蘭、花蓮、台東）的唯一。我在那年8月同時開創「安寧病房」，但官方「安寧病房」試辦計畫則到民國89年才開始。「安寧共同照護」要等到民國94年才試辦。

首先是「安寧病房」末期病人被家屬放鴿子。本來家屬就忙著上班上學，我們要道德勸說：「病人最需要家人的親情陪伴」，來鼓勵家屬。「SARS」當前，家屬不敢來醫院，打電話去關心，家

屬理直氣壯的說：「你們醫院最近危險，拜託幫我們照顧。」

末期病人跟醫護人員非親非故，明明就是你的親人，你竟然因為醫院有「危險」，就把親人丟著「自生自滅」？更可惡的是還要我們冒「生命危險」幫你照顧！如果醫院真的有危險，為什麼不把親人帶回家照顧呢？畢竟末期病人都希望：死也要死在自己家裡啊！

第二，末期病人狀況穩定時，可以在家裡接受「安寧居家療護」。我們去居家訪視前，都會事先打電話給家屬確認是否方便前往。結果當時很多家屬的回答是：「許醫師，你們最近可以不用來，我知道你們平安沒事，但我怕鄰居會誤以為我們家有事！」

我們進行「安寧居家療護」時，居家護理師開的「居家訪視專用車」，車身有著明顯的醫院名稱。家屬平時覺得這家醫院好棒，醫師護理師都來我們家裡看病人，還向鄰居誇讚。當時則怕鄰居誤會，以為醫院要來「抓」病人，民眾可能覺得醫護人員是感染源。

因此，當時不用一直出去跑「安寧居家療護」，其實這樣我輕鬆多了。我之前就常跟家屬說：「如果我自私一點，把末期病人都關在安寧病房，我比較方便，十幾床查房繞一圈不用一小時。讓病人回家，我比較累，我還要去你們家，而且半天只能看三個病人。」

傳染病的疫情會排擠正常的醫療照護體系，不只是可能提前把收住「負壓隔離病房」的「開放性肺結核」病人放回社區，後續造成社區感染。同時絕對影響到「安寧療護」的服務品質，讓「安寧病房」的病人孤單無伴，讓在家裡的病人得不到醫護人員的訪視。

許禮安109-02-26（三）申時定稿/高雄市張啓華文化藝術基金會

為誰辛苦為誰忙？划算嗎？

記得感謝照顧你的護理師！

今天5月5日週三早上1020-1140，我妹開車載我到慈濟高雄小港靜思堂（巷弄長照站），台語演講「認識及預防傳染病（下）」，這是110年3-12月預防保健課程第3講，現場大約五十位長輩，我介紹普通感冒、流行性感冒、肺結核和B型肝炎帶原的醫療常識。

最近「華航機師新冠肺炎群聚事件」確診連環爆，已經比先前的「部桃事件」更嚴重，因此我提醒大家：母親節還是盡量不要去外面聚餐。另外，我提醒長輩：下週三5月12日是國際護師節，你這輩子受到護理師不少照顧，應該要感謝照顧你或你認識的護理師。

我前幾年去高雄育英醫專，對護理系要去實習的全體學生演講，總共五個班約兩百三十位，二十年前護理系每屆有十四班約七百位。我問：畢業後打算繼續留下來當護理師的舉手？結果「只有小貓兩、三隻」。於是我說：既然不想當護理師，幹嘛浪費青春去實習啊！

我對在場長輩說：護理系學生越來越少，更嚴重的是護理系學生畢業後沒人想當護理師，而且病人和家屬對護理師都毫不客氣、不知感恩，醫院對待醫護人員都是「血汗醫院」。你有想過：將來你臥病在床時，誰會來照顧你呢？根本沒人想要照顧你，這就是報應！

為誰辛苦為誰忙？你划算嗎？

我說：我上週三4月28日搭自強號火車，從高雄到彰化市文心街的「延平社區活動中心」免費公益演講和座談，下午1400-1600「健康到老‧善生善別—安寧療護與病主法」座談會。來回總共五小時的火車，演講兩小時，不只沒有講師費，我還得自掏腰包買火車票。

我上週五4月30日搭自強號轉計程車，去台中市南屯區的「雅園新潮婚宴會館」，下午1300-1400演講「安寧療護生存美學」，對象是「台中文心蘭馨國際交流協會」的貴婦。交通來回花六小時，只講一小時，領講師費兩千元，和補貼我交通費一千兩百元（不夠）。

有好友問我：「許醫師，我看你辛苦的搭五、六小時的車，只為了去講一、兩個小時，你不累嗎？而且連沒給錢的，你都還要去講，這樣划算嗎？」我說：「我並沒有浪費時間在搭車，搭車一向是我讀書和補眠的時間！我每一場只要能夠感動一個人，我就夠本了！」

我當然希望去一趟可以讓我講一整天七小時，我可以領到一萬四千元的講師費。我並不是為了想賺錢（講師費）才要去演講，我看待事情的「算盤」，一向和別人在意的「計算機」長得不一樣。何況，我早在二十年前就已經發願：「只要有人願意聽，我就願意去講！」

為你健康善終，我並沒好處！

畢竟我以前在醫院意見多，習慣講真話，長官不愛聽，我還因此被處罰，甚至被開除。現在我拿到麥克風，你們就得乖乖聽我講話，就算沒給錢，我都覺得很爽。而且，可以把我的「安寧療護」理念傳播出去，讓更多人未來可以免於痛苦哀號到死，這絕對是好事。

我去年下半年開始每個月到小港靜思堂「巷弄長照站」（應改稱「巷弄健康站」），對大家講預防保健和醫療常識，今年三月到年底都是免費演講。我希望大家都健康，學習預防保健，不要動不動就去跟醫師討藥吃，讓健保不會太快倒閉，你們覺得：我這樣划算嗎？

我讓大家都健康，請問我有什麼好處呢？你們健康，我會沒有業績，對我一點好處都沒有啊！（長輩紛紛說：「你在做功德。」）我笑說：「對啦！我一點好處都沒有，都在做功德。可以讓健保慢點破產倒閉，我應該有一點功勞。」但是健保署又不會頒獎狀給我！

我教大家如何預防傳染病，不要被電視新聞嚇死。我教大家如何保健，不需要花大錢買健康食品。我教大家如何「帶病延年」，吃藥越少越好，不要因為健保便宜，就把身體當作「藥罐子」對待。我還會教大家：生命總有一天到末期，如何確保自己不會被插管折磨。

　　我是只看價值、不懂價錢的傻瓜！

　　我很早就承認自己是別人眼中的傻瓜，我只是努力在做我認為正確而且該做的事情！我號稱自己是全台灣最不愛錢和最不認真賺錢的醫師，我二十多年來努力推動醫療體系的人性化改革！我很幸運是個不需要靠業績過生活的醫師，我堅持不配合更堅決反對醫院長官要求主治醫師業績要成長，因為這根本就是起惡念在詛咒別人生病！

　　你覺得：我到底是為誰辛苦為誰忙？我這麼辛勞奔波划算嗎？

許禮安110-05-05（三）亥時初稿/高雄安居
許禮安110-05-06（四）亥時定稿/高雄安居

當末期病人想回家

全台灣的醫師大概只有我的手機號碼0955-784-748，是公開在部落格和臉書，號稱「二十四小時開機的安寧諮詢專線」。昨天6月19日週六，因為我的手機轉成震動的會議模式，沒有接到晚上七點多打來的電話。我到晚上十點去洗澡時，才看到有「未接來電」，趕緊回電。聽到一位女生說：「許醫師，對不起！這麼晚打擾你。我是某位女性講師介紹我打電話找你的。」我說：「沒關係，請說。」

她說：「我弟弟在台南市安南醫院，醫師說現在已經肝衰竭，下午切片後說是小細胞腺癌。我弟弟想要回家。」於是我說：「趕快請主治醫師會診安寧專科醫師，安排安寧居家療護，趕快出院回家去做他想做和喜歡做的事情。」這位姊姊有點哀怨的說：「我弟弟就喜歡抽菸、喜歡喝酒……」我打斷她的話，我說：「這輩子能吸、能喝的時間和數量已經不多，要戒菸、戒酒只能等下輩子再戒了。」

我當然聽得出這位姊姊心裡的不捨，事到如今，悔不當初，於事無補，千般不願和萬般無奈都只能收拾起來擱著。她接著

說：「可是我聽人家說：有人得到淋巴癌，吃了那個什麼靈芝，後來就好了。」我沒等她講完，我說：「吃了死掉的都不會告訴你！」我懂得家屬總是期待奇蹟出現的心理，我都說：「就算成功率是萬分之一，家屬和病人都覺得：我就是那個一，會死的都是別人！」

我只能努力幫她轉念：「如果你弟弟不想吃，你花再多錢買回來也沒用，除非你想要強迫給他灌下去。」姊姊當然不會想要強迫弟弟灌食，所以在電話那頭沉默了一下。我教她設身處地去思考：「你自己將來萬一來到生命的最後，你會希望被強迫去做你不想做的事情嗎？你會願意被強迫灌進去你不想吃的東西嗎？還是你會想要過自己想過的日子，吃自己想吃的東西，做自己想做的事呢？」

我知道身為家屬的心理掙扎，片刻之後她幽幽的說：「我弟弟想要回家。」我說：「那你就要趕快請主治醫師會診安寧專科醫師，假如還需要住院調整就轉安寧病房，假如暫時不用住院就趕快回家，請他們安排安寧居家療護。動作要快，趁現在身體狀況還可以回家，再慢一點的話，可能連回家的機會都沒有了。」（因為接下來恐怕會肝昏迷）我感覺她已經下定決心的說：「好！謝謝許醫師。」

後記

我長年環島奔波演講「安寧療護與生死學」，但是很少有機

會聽學員提問和分享。我很感恩家屬願意打手機電話來諮詢，讓我知道家屬糾結的問題和當下的心情，雖然比不上面對面看得到表情，至少聽得到聲音裡面的感情。我願意絞盡腦汁全心應對，在電話中即席問答和解說，和家屬一起努力做到「安寧療護」強調的「尊重自主權與個別差異」，其實我比較希望將來多數是末期病人親自打電話來諮詢。

許禮安110-06-19（六）亥時初稿/高雄安居
許禮安110-06-20（日）巳時定稿/高雄安居

關於全國七月安寧月

7月14日原本是法國的國慶日,但是我想把這天變成「台灣安寧日」,然後把國曆七月變成「台灣安寧月」!我八年前在《藝啓華開》季刊第23期(2013年9月秋季號),寫過一篇〈把國曆七月變成「台灣安寧月」的構想〉。如今因應疫情時代,三級警戒已經四度延長到7月26日,許多講座與活動都被迫停擺兩個月,我正好藉此時節回顧過去與展望未來。

全世界安寧療護的祖師奶奶—西西莉・桑德絲女士,於2005年7月14日逝世。我藉由高雄市張啓華文化藝術基金會的支持與贊助,隔年民國95年(2006年),我們開始舉辦第一屆「全國安寧療護繪畫比賽」,頒獎典禮就訂在7月14日。直到前年108年(2019年)辦完第十四屆之後,基金會決議停辦,然後109年(2020年)「新冠肺炎」疫情時代就大張旗鼓的來臨。

民國97年(2008年)7月開始,我們以「安寧療護行動美術館」的概念,進行得獎作品巡迴展覽,到前年108年(2019年)12月暫停。總共有十四屆「全國安寧療護繪畫比賽」(2006到2019年),以及四屆「本土生命繪本創作徵選」(2009到2012年)得獎

作品,最高紀錄約有二十個場地同步展出,包括各大醫院與各級學校,公家機關以及文化中心等公共場所,十二年來總計有五百場的展覽!

每年光輝十月的第二個週六是「世界安寧日」,這些年來,全數在台北市的安寧療護相關基金會、協會與學會,都只舉辦「世界安寧日」宣導活動。過去農曆七月被當成是「鬼月」,現在我想要把國曆七月變成「台灣安寧月」。我們從7月14日頒獎典禮的「台灣安寧日」,民國100年(2011年)進化成「安寧週」,102年(2013年)再度進化成「全國七月安寧月」系列活動。

民國108年(2019年),我們舉辦「相伴‧有情—第十四屆全國安寧療護繪畫比賽」,就此暫時告一段落。另外,舉辦「全國七月安寧月」系列活動第七年度,在台中、嘉義、高雄、屏東和台東,五個縣市、六個場地,總共十三天全天六小時的「安寧療護」課程,全部由我主講。109年(2020年)新冠肺炎疫情之前,我們就已經停止舉辦「全國安寧療護繪畫比賽」以及「安寧療護行動美術館」。

我109年(2020年)安排「全國七月安寧月」第八年度,因疫情變化,最後決定只舉辦一場:7月15日高雄聖功醫院的「安寧病主與生命關懷」全天六小時研習。我今年110年(2021年)安排「全國七月安寧月」第九年度,7月上旬在高雄聖功醫院有兩場下午各四小時的研習課程,都因為三級警戒不斷延長而被迫取消,等待疫情退散之後擇期再辦,屆時邀請您參加。

我今年6月因為三級警戒,取消安寧療護相關演講10場共25.5小時,只剩1場1小時網路直播。7月陸續取消8場共30.5小時,只剩下1場1小時,還要看疫情變化而定。就像日本今年舉辦已過期的「2020年東京奧運」,我希望12月之前能舉辦「全國七月安寧月」第九年度研習課程。不論疫情如何變化,我都要規劃111年(2022年)「全國七月安寧月」第十年度研習課程!

　　高雄市張啓華文化藝術基金會過去十四屆的「全國安寧療護繪畫比賽」(2006到2019年),已經創造兩個主要價值:培養藝術人才進行生命創作、刺激醫護人員思考生命體驗。我們現階段的任務是:推動「安寧療護」與「生死學」的社會教育,用「跨界合作」模式,多管齊下在醫療體系、教育系統、社會團體、宗教團體等,全面「滾雪球」的轉動大眾的生死觀念。

根據「維基百科」的「西西里‧桑德斯」條目:「西西里‧瑪麗‧桑德斯女爵士(Dame Cicely Mary Saunders,1918年6月22日—2005年7月14日),英國醫護工作者及社會工作者,開創了臨終關懷(palliativecare)的醫療實踐。」
「她於1967年在倫敦郊外創辦了第一家現代安寧療護醫院「聖克利斯朵夫安寧醫院」(St. Christopher's Hospice),並將臨床護理與教學、研究相結合,在此展開癌症止痛的試驗。」
但是我喜歡翻譯成「西西莉‧桑德絲」,她是護理師、社工師、醫師以及作家。(安)

許禮安110-07-13(二)未時完稿/高雄市張啓華文化藝術基金會
許禮安110-07-14(三)辰時定稿/高雄市張啓華文化藝術基金會

插管急救與植物人照護

　　我有學生專程從馬來西亞多次飛來台灣高雄，參加我在張啟華文化藝術基金會開辦的「安寧療護」系列課程，由我全程全天演講的假日研習班，總共十二天八十四小時。她本來已經是優秀的心理諮商老師：周妤娥老師，不只是「不恥下問」來當我的學生，她回馬來西亞之後，成立「醫療輔具免費租借中心」叫做「愛圓滿」，善心善行的幫助當地末期病人減少受苦，讓家屬安心在家陪伴親人度過生命最後一段時光。我鼓勵她：「心存善念，廣結善緣」。

　　雖然她遠在馬來西亞，但是萬事可以問臉書，關於「安寧療護」的疑問就用臉書私訊問我，我則是「知無不言，言無不盡」，「知之為知之，不知為不知」。最近她問了一個病人狀況題，我覺得這些觀念可以讓更多人知道，提早思考親人和自己必然的將來，因此在徵求她的同意之後，我寫成文章分享在此給大家。

　　周妤娥老師說：「請問老師，病人手術過程併發症，搶救後的結果就是氣切餘生，這類病人插著鼻胃管，意識不清，肺部感染後，再配上製氧機使用，加上背後佈滿褥瘡的活的像死去般。

家屬對醫療的無知,面對良心與道德的譴責,無法勇敢的選擇拔管。老師,他們的下場是否就一直拖拉至燈枯油盡?」我說:「是這樣沒錯!即使拔管也不一定會立即死亡,但是不幫病人拔管,就只能等待病人的『自然死』,可是過程中仍要努力做好『舒適護理』,否則就是活在充滿病苦的人間地獄,到死為止。」

周老師再問我:「老師啊,插著鼻胃管,用著製氧機,這可以拖上好多年……太殘忍了!這類病人是否也歸類為生命末期患者呢?另外,老師,我們要如何避免氣切的事情發生呢?還有老師,這樣算不算違背了安寧療護的宗旨呢?」我回答:「類似植物人是慢性穩定,不能算是生命末期,只是被迫用植物的狀態活著。台灣最有名的植物人王曉民,十七歲出車禍救活變成植物人,以植物人的方式活四十七年才死亡。安寧療護的對象是:『近期內病程進展至死亡已不可避免者』,所以不要再用醫療『加工不讓他死』,這樣延長的是他的痛苦,而不是有意義的生命。」

我補充說明:「植物人的狀態必須另外思考:假如生命注定要這樣活著,我們可以提早結束別人的生命嗎?例如:遊民和乞丐。例如唐氏症、智障和畸形。」周老師當過家屬,知道親人的病苦、死苦,不忍心看末期病人受苦。我常對醫護人員演講時所說:「正因為不忍心眼睜睜看著病人和家屬在受苦,才值得我們留下來繼續當醫護人員。假如你可以眼睜睜看著病人和家屬受苦而無動於衷,我勸你趕快改行,以免繼續危害你將來會遇到

第一部分:安寧療護的生命回顧

的成千上萬的病人和家屬。」周老師說：「假如生命註定要這樣活著：這話好揪心⋯⋯」

周老師問：「有可能一開始就避免氣切嗎？」我說：「避免氣切可能辦不到，除非到沒有醫療的原始地方。醫療試著搶救生命，但必然有救不起來的時候。要插管或氣切，當然是希望他可以好起來，可是現在卻變成只要不會死，不管他這樣活著的生活品質與生命意義。」周老師再問：「老師，當有這類型病人家屬提出，向『愛圓滿』借用製氧機時，我們知道不是我們要服務的末期病人，卻又讓人難以拒絕的案例，怎麼辦呢？」我簡單扼要回答：「如果『服務量能』夠的話就給，這是廣結善緣。」

周妤娥老師說：「遇過一位過於執著的案例，家屬把氣切昏迷的親人安放在療養院照顧，一個月就過去探望那麼一兩次，在一次的突發狀態送到醫院，家屬還是要求醫生搶救病人，後帶回療養院繼續機械式無止境的痛苦活著！」我說：「這類病人，我用佛教說法叫『定業難轉』，該受的苦還是得受完，才走得了。」我再說：「只能教導家屬祝福病人。慈濟的講法是：早去早回。不要繼續留在世間受苦，換個好的身體再來人間，才可以慈悲濟世救人。」

周老師說：「『定業難轉』。生命太不容易了！」我補充說：「在台灣是如果病人活著，家屬有病人的月退俸可以領，而且醫療費用有健保出錢，基本人性傾向於救到底。（而且醫院和醫師同時會有業績，和家屬剛好各取所需。）像台灣前總統李登輝就

是插管接呼吸器，半年後才死。」周老師說：「利益下，生命如此卑微，真是太糟糕了！感謝老師的教導與分享。」我一直很喜歡有人願意問我問題，這樣我才知道大家的認知和想法，我努力用最適合情境的話語來接應對方的疑問。我對她說：「今天這一段問答，請容許我之後寫成文章，把觀念分享給社會大眾，才有機會改變現況！」

許禮安110-07-17（六）巳時完稿/高雄安居

禮安56足歲農曆生日的生命回顧

　　據說：人到「臨終」時會自發的「生命回顧」！而我現在就不由自主的要開始「生命回顧」，因為活著隨時就會忽然走到「臨終」。

　　我小時候發生的事情，自己早就已經不復記憶。所以，以下這些都只是聽說……

　　聽說：姊姊、我和妹妹三人，都是腳先出來的「自然產」！正常的「自然產」應該是要頭先出來，腳先出來是「胎位不正」算「難產」，生出來非死即傷，對胎兒和產婦都有生命危險，現在通常就先被抓去「剖腹產」。我的媽咪超級厲害，接二連三，不但是「自然產」，而且三個小孩竟然都沒殘障，到現在都還平安。不知道是哪位高明的婦產科醫師，竟然不怕有醫療糾紛，真是感恩啊！

　　聽我媽說：我的預產期是中秋節後一天（農曆8月16日），可能是因為我想要提早出來過中秋節，於是在農曆8月11日（56年前的今天，那年國曆是9月6日）就急著出生。感覺是要來和大家一起過中秋節團圓夜的嗎？這樣的理由未免太浪漫了呀！所以，

對於過去曾經和我「情深緣淺」的女生，我在此深深的感謝和抱歉！就當作我在開始練習「四道人生：道謝、道歉、道愛、道別」吧！

聽說：我小時候看起來傻傻的。其實我一直到現在還是一樣不聰明，因為不識時務、沒大沒小，總是得罪當權者、前輩和長官。當時我爸媽好像是想辦法透過關係讓我提早入學。我兒子是八月底出生，可能是當屆年紀最小的。而我則是九月過後，就是當屆年紀最大的。可是我未滿六歲提早入學，並不是因為我聰明，卻是因為我傻，我媽的理由竟然是：「這樣萬一留級，也不會和同學的年紀差太多！」

這樣看來，我這輩子的怪異思考和言行，並不是沒有原因的！

許禮安110-09-17（五）申時完稿/高雄市張啟華文化藝術基金會

末期漸凍人納入安寧療護服務，

有我的努力在其中！

　　原來我比「漸凍人協會」成立還早兩年就開始從事安寧療護。我在花蓮慈濟醫院努力籌備一年後，民國85年8月開設心蓮（安寧）病房，歷經八年抗戰後，據說因理念不合而離開。我去衛生署花蓮醫院當家醫科主任努力一年半，在95年1月再度開設安寧病房，10月因個性不合而離開。可是，我還一直堅持走在宣導和推廣「安寧療護與生死學的社會教育」的道路上。

　　早期健保「安寧療護」對象只限癌症末期病人，「漸凍人協會」主動向健保局爭取末期漸凍人接受安寧療護的權益。當年秘書長游淑華師姊來電詢問：「許醫師，你有沒有照顧末期漸凍人的經驗？」我們本來就為末期病人「不擇手段」、「破壞規定」，心蓮病房有收過末期漸凍人，我有對末期漸凍人進行「安寧居家療護」的經驗。於是應邀寫文章提供協會使用：90年10月〈漸凍人接受安寧療護之討論〉、91年2月〈漸凍人安寧居家療護〉。多年後我去台北「漸凍人協會」演講有提起此事。

　　健保局民國89年7月提出「安寧療護整合性照護納入全民健

康保險給付試辦計畫」，將「安寧住院療護」納入試辦範圍，並試行安寧評鑑訪查。92年9月將末期運動神經元病人（漸凍人）納入試辦計畫，是第一個「非癌症」納入安寧療護服務。健保局到98年9月公告安寧療護正式納入健保體制（歷經十年終於脫離試辦），同時公告增加「八大項非癌症末期疾病」適用安寧療護服務。但有些醫護人員和社會大眾，仍錯誤的把安寧療護和癌症末期畫上等號！

許禮安111-01-19（三）亥時完稿/高雄安居

安寧療護傳愛種子培訓班
── 優良安寧療護的理念與實務

今天3月12日剛好是植樹節，期待種下一顆顆的安寧種子，未來可以長成安寧大樹與森林！

護理師在上班時間可以陪著末期病人喝咖啡，真是太有人性、太有品質了呀！

（學員留言）禮安老師早，20年前就聽您的課跟看您的書，受益良多！謝謝！

（課程筆記）「人因夢想而高貴，因行動而不凡！」台北榮總桃園分院「慈心病房」

感恩所有留守第一線的安寧團隊專業人員與志工！

安寧療護是一種生命態度：要先追求「善生」與「善別」，期待最後能順理成章得「善終」！

每個人都要活出自己獨特的生命之書！

不是只把工作做完就好，而是想盡辦法做到最好！

不要等到死後才上天堂，期待活著時就能在天堂！

二十多年前我在花蓮慈濟醫院心蓮病房，去做安寧居家療護時，就已經到病人家裡幫末期病人抽腹水了呀！最高紀錄一次抽出12瓶腹水！

建議下次再舉辦安寧課程，可以同時申請長照時數，就會有很多長照人員參與。

末期病人和家屬都是安寧團隊的成員，而且我們所有人最後都會成為家屬和末期病人喔！

所有的居服員/照服員/家屬/社會大眾，都需要學習舒適照護，因為總有一天用得到，至少自己最後必然用得到啊！

這個「醫療費用數字比較表」應該給健保署，健保署應該多給安寧居家療護費用，並且廣為對社會大眾宣導，同時可提高安寧居家療護的供給和使用！

當末期病人痛不欲生、生不如死，痛到想要跳樓、跳海、自殺，痛到要求安樂死，這時候不是把他給安樂死，而是應該做好安寧療護的疼痛控制，當他可以安樂活，他就不需要求安樂死！

所以我說：「安樂死比較簡單、省事又省錢，安寧療護比較困難！」

把病人弄死，照顧者就得以解脫照顧負擔，這樣贊成安樂死的動機就不再單純！要先解除或至少減輕照顧負擔，並且能讓末期病人安樂活而後自然死！

台灣人超級會「做」評鑑：只有評鑑委員來的那天是品質最好的一天，大概每三年或五年只有這麼一天！

我們需要加速推動「安寧療護與生死學」的社會教育！

不是只有醫療院所和醫護相關科系需要「安寧療護與生死學」的教育，必須往上推到樂齡大學與社區大學，往下推到親子教育和國民教育，橫向推動到各種社會團體以及各類媒體！

感恩趙可式老師四十年來的帶領，我們很榮幸追隨安寧之路！

醫師都沒有學算命，所以醫師算的命都不會準！

我曾經跟末期病人說：「我連自己可以活多久，我都不知道，怎麼可能知道你還可以活多久？你說不定可以活得比我還要久！」

「安寧療護品質稽核」需要仿效「米其林餐廳評核」，採取「神秘客（秘密客）」的方式，或許才能評鑑出平時的品質！

某些醫院安寧病房末期病人使用按摩浴缸洗澡，還要額外自費每次400元，不知道這種情況是否已經消除？或是仍然默許它的存在？

果然是「魔鬼藏在細節裡」，所謂「外行看熱鬧，內行看門道」，高手一眼看穿！

少子化時代,以後會遇到的是沒有家屬、缺少看護的末期病人!

末期病人在痛苦的時候一心求死,等到接受安寧療護,我們做好疼痛控制和舒適護理,有些會希望有機會可以再去拚治療!

「自願積極安樂死」?就是「自殺」啊!

安樂死是因為痛苦而解決人;安寧療護是為人解除痛苦!

人活著必然就有痛苦!例如:我覺得台灣官員、市長和立委、民代都很痛苦,比較需要安樂死!

末期病人知道自己快要活不下去,才會忽然發現「活著真好」!

當我們連身體都失控,才會承認有一位更高的主宰是真實存在!

安寧病房就是個「生死交關」的現場,因此也是「生死教育」的課堂!

俗話說「男兒有淚不輕彈」,所以男生比女生短命啊!

能哭的時候就該好好地哭個夠,只要還能哭得出來都還有救,最怕是哭不出來!

感恩趙老師兩個多小時不斷電的生命力,以及全天從頭到尾的課前課後陪伴。祝福趙老師平安!

感恩所有堅持品質的第一線安寧團隊夥伴。祝福大家平安！

許禮安111-3-12（六）植樹節筆記/高雄市張啓華文化藝術基金會

紀念心蓮家族安寧朋友陳慧翎

陳慧翎和我在心蓮病房的緣份

112年11月2日週四早上七時三刻,我到衛生福利部屏東醫院地下室的社區健康部,等著八點半要出門去做居家訪視,一上網就看到新聞說:金獎導演陳慧翎病逝。忽然青春往事不由自主浮上心頭,其實我之前讀完《我們都有病》一書當中,就寫到她已是癌症末期。我從事安寧療護到如今超過二十八年,當然知道她的日子已是倒數計時,後來我只有到她的臉書去按過「大心」,不想打擾到她過日子。如今這最後的一天終於到來,新聞說她在11月1日週三下午三點過世,我終究沒有機會、始終沒有鼓起勇氣和她好好道別。

我認識慧翎的時候,她還不是導演,只是大愛電視台的紀錄片劇組成員。她們當時來花蓮慈濟醫院,到我在民國85年8月開辦,當時才運作三年左右的「心蓮病房」,準備拍攝「1999心蓮」紀錄片。當時家醫科主任王英偉醫師,要求她們要長時間生活在心蓮病房當志工,陪伴這群末期病人和家屬過日子。已故恩師余

德慧教授說是陪伴他們「帶病生活」，因為末期病人即使帶著嚴重致命的疾病，卻仍然想要繼續過生活。我後來說：這是「基本人性」。我不知道起初的女導演為何拍片到一半就換人，大愛台的內部管理與我無關。

我只記得後來好像是由慧翎負責完成最後的紀錄片，我印象中是她們才來心蓮病房的第三天，慧翎就躲到病房走廊尾端的「禱告室」哭泣，不小心被我發現，我就去關心她發生什麼事？我才知道：她在大學時代，爸爸癌症末期住到馬偕醫院安寧病房，她可能還在叛逆期，沒有花時間去陪伴爸爸，現在畢業後的工作卻是要來這裡陪伴末期病人。我當時只能安慰她說：這就是你人生未完成的功課，現在就只能好好補課。大概類似這樣的話，已經四分之一世紀之前的往事，如今她不在人間，也無從查證，只能相信我那不怎麼可靠的記憶。

曾經那麼年輕在安寧病房交會

我民國84年8月被花蓮慈濟醫院派去台大醫院6A緩和醫療病房受訓一個月，回院籌備一年後開辦「心蓮病房」，才第三年就被院方報名參加「全國醫療品質獎」。剛好那年王英偉主任出國進修，於是由我這個年輕主治醫師帶著「心蓮家族」拿到1999年（民國88年）的「全國醫療品質獎」金獎，大愛電視台八成是因為這樣才來開拍「1999心蓮」紀錄片。慧翎可能因為當過家屬，拍安寧病房的紀錄片特別有感覺，她也在裡面出現聲音和

身影。後來「1999心蓮」剪成四輯，當時還是卡帶。印象中代表大愛電視台參加隔年的「台灣國際紀錄片雙年展」榮獲第二名，據說第一名是「那人、那山、那狗」。而「1999心蓮」其中被剪輯精華成兩輯，放在「佛教蓮花基金會」在「公共電視」播出的「最後的禮物」劇集（總共十三輯）。

我和慧翎大概是因為這樣而逐漸熟悉，只不過是兩個年輕易感的心靈，在心蓮病房短暫的交會時光。當時我的世界似乎只剩下「安寧療護」這件事，包括：去末期病人家裡進行「安寧居家療護」、在安寧病房陪伴末期病人與家屬、去院內其他病房會診進行「安寧共同照護」。慧翎則在外面存在著更廣大的世界，我印象中她後來去拍攝大愛台的「草根菩提」，到全省各地慈濟分會去拍攝環保志工的生活點滴。等到後來我再度聽到她的名字，是「那年，雨不停國」，公共電視和八八水災有關的劇集，記得她有得到「金什麼獎」的導演榮銜。可是我認識慧翎是在她當上導演之前，因此我只記得她的真性情。

今天寫這個「回憶殺」，其實我昨天才剛在臉書貼上一張老照片：「民國85年8月花蓮慈濟醫院心蓮病房，開病房的開國元老」。我在心蓮病房歷經「八年抗戰」之後，於民國93年6月被以「理念不合」用「不續約公文」而被迫離開。當時正是我人生的最低潮，就連身為戰友的「心蓮家族」都「禁聲」，沒人敢安慰我，可能她們覺得我是「罪有應得」，而我從當時到如今都只覺得非常的「ㄘㄟˇ」心。只有慧翎，她在我離職前，曾到花蓮來看

| 第一部分：安寧療護的生命回顧 | 57 |

我，大概心裡覺得驚訝（怎麼會這樣？）或不捨，見面時什麼話都沒說，她只是主動抱住我。其實那是我和她唯一一次的近距離接觸，但是我直在現在都還清楚記得：那種真心對待的溫情，瞬間撫平我那段時間受到的委屈。

人生在世真的有太多的不得已

我當年帶著「心蓮家族」，榮獲1999年「全國醫療品質獎」金獎，花蓮慈濟醫院有幫我加薪嗎？當然不可能！甚至連院內的公開表揚都沒有！院方的態度因此讓我覺得：獲得這個獎是一件非常不名譽的事情。所以有很長一段時間，我絕口不提此事。我當時曾經很感慨的說：「我寧可把時間拿去陪伴末期病人和家屬，也不要浪費生命在做評鑑！」後來發現：我被迫離開花蓮慈濟醫院之後，我的名字從此就被抹消，好像「心蓮家族」從來沒有過這個人。如果是從前，我寧可低調不張揚，畢竟這是眾人努力的成果；可是近來我卻覺得「不容青史盡成灰」，既然他們想把我抹消，那我就要更努力自己寫下來！

慧翎才活不過半百，在這個影音世界發光發熱，最終的死亡還能登上新聞版面，這是我為她覺得慶幸的事情。畢竟還有很多人即使長命百歲，活著到老死都搶不到任何新聞版面。我民國97年因病離開花蓮回到故鄉高雄，身在台灣南部，即使我全省走透透，十五年來宣導「安寧療護與生死學」，演講超過三千場，都不大有機會上新聞。我恐怕將來直到「死日」都搏不到新

聞版面，為了「無孔不入」的宣導「安寧療護」，只能趁現在拉關係、蹭新聞熱度，搶占各位的眼球，相信慧翎會原諒我單方面認她做朋友。

　　我不想歌功頌德的稱讚慧翎的導演功力，畢竟我沒有那種程度，我只想在此寫下「我們曾經年輕」時的片段記憶，免得將來等我死後就再也沒人知道。以下這段和慧翎無關，只是我近來的有感而發。我這「老靈魂」在人間流浪將近一甲子，曾和許多人有過生命交會，卻經常是「情深緣淺」。這輩子已經活到可以「白頭宮女話當年」的時光，總是不由自主的「生命回顧」，想到我此生辜負、虧欠與得罪的人實在太多，從過去、現在、以至於不知還剩下多久的未來，今生只能不斷的懺悔、彌補與謝罪直到老死，若我還有來世，該當「披毛戴角還」，正所謂「人之將死，其言也善」。

【許禮安註】
1999年11月22日，花蓮慈濟醫院心蓮病房，榮獲1999年國家生技暨醫療保健「醫療院所各專科類品質獎」最高榮譽「品質金獎」。
生命教育紀錄片「最後的禮物」（十三集），並獲媒體觀察基金會頒予九十年度優質電視節目五顆星最高榮譽。
許禮安112-11-02（四）戌亥時完稿/高雄安居
許禮安112-11-03（五）申時修訂稿/高雄市張啟華文化藝術基金會

許醫師，可以加個LINE嗎？

許醫師，我好像沒有你的LINE？

其實已經忘記是在今年下半年哪一場研討會發生的事情，照道理我和「阿丹（陳秀丹）醫師」會有交集，而同時出現的應該是「台灣安寧緩和醫學學會」舉辦的研討會。根據我越來越差的記憶，應該是以下「許禮安註」兩場的一中一北（獨缺南、高）其中之一，印象中應該是在中山醫學大學這場研討會。我和阿丹醫師見過幾次面、一起在台北參加過兩、三次「台灣安寧緩和醫學學會」理事會，知道我們同是佛教徒，但是沒有深談過。

我是從她的書裡和網路的各種報導認識她，我帶著口罩，她仍可認出我，眼力應該不錯，我想可能因為我是醫師裡面少數把頭髮理成三分頭的吧！我在高雄工作、屏東行醫，阿丹醫師在北部全職當醫師（我記得是公立醫院），一南一北難得見面。特別是在「新冠肺炎」疫情之後的兩、三年間，很多大型聚會都因防疫規定而被取消，包括各種醫學研討會。

這次阿丹醫師看到我有打招呼，後來就湊近過來，拿著智慧型手機說：「許醫師，我好像沒有你的LINE？跟你加個LINE

吧！」（這篇的「LINE」本來要寫成「賴」，但是因為我最近很討厭姓「賴」的，所以就算了！）我笑了。旁邊有醫師朋友知道我這個怪人沒在用LINE，替我說：「許醫師沒有LINE。」我只是拿出我的「智障型手機」（現在稱為「長輩機」），笑著說：「全世界的人都沒有我的LINE！因為我沒在用LINE！」我看著阿丹醫師失望地收下她的手機，我猜她是「貴人多忘事」，以她「加LINE」的習慣，以前一定問過我。只不過當醫師可以像我這樣，應該屬於「瀕臨絕種」一類吧！

不發公務手機，問我LINE幾號？

以前看書讀到：「台灣荒野保護協會」創始人之一的作家李偉文牙醫師，比我更誇張，連手機都沒有！他經常外出演講，主辦單位都找不到他，因為他沒有手機而無法聯絡，掌握不到他的行蹤，總要等到他出現在會場才能放心。「新冠肺炎」之後，有兩、三年時間，規定在所有公共場所執行「手機或簡訊實名制」，經常要掃描「QRcode」（請問讀者：有人知道這個鬼東西的中文或台語嗎？），我只能用傳簡訊的方式，聽說有些「市場阿桑」是去刻印章，上面有姓名和電話，用來蓋在「實名制登記表」。後來我看到報導：李偉文牙醫師因此就被迫屈服，開始使用「智慧型手機」。看來只剩下我還在死撐。

我近十五年來在「國境之南」的某公立醫院「兼差」，演講「安寧療護」時總自稱「副業在當醫師」。不止一次被同單位的

護理師問說:「許醫師,你的LINE幾號?」不是她們(護理師)個人對我有意思,而是醫院要求登記醫師的聯絡資料,大概是獨缺我沒寫LINE而已。我就會說:「抱歉,本人手機不能上網,沒在用LINE!如果有急事的話,請傳簡訊或打機給我。」

心裡不免發個「發牢騷」,以下這段是應該「消音」的「OS(旁白)」:「我不過是來兼差,醫院不發公務手機給我,憑什麼問我LINE幾號?就算我有LINE,我都不想給你,何況我本來就沒LINE,可以更理直氣壯回絕你。我記得:彰化基督教醫院某年春節,大手筆贈送全院醫護人員每人一支愛瘋(iphone)手機,如果這家公立醫院願意比照辦理,我只好被迫讓你全時間掌控啊!」

同學上次忘記,可加個LINE嗎?

112年11月15日週三,我在高醫急診待了一整天,診斷是急性鼻竇炎,連續吃兩週的抗生素。我寫〈我在高醫急診待了一整天〉,約七千五百字。一週後再寫〈我在高醫急診待了一整天—續集〉,約七千字(不包括篇末附錄的鼻性鼻竇炎衛教資料)。我分別貼在我的「臉書」和「粉專」,但「臉書」常被我每天貼的近期課程「洗版」,而且只能有一篇「置頂」。有興趣看文章的「臉友」,請自行到我的臉書粉絲專頁「許禮安的安寧療護與家醫專欄」,那裡只貼我寫的文章和讀書摘錄,比較容易看到,不用手機滑太久。

後來發現我漏寫一段和ＬＩＮＥ有關的「花絮」，決定另寫〈許醫師，可以加個ＬＩＮＥ嗎？〉補充在此。我是因為這次生病，才有機會和畢業32年沒再見過面的醫學系同學重逢，分別回診耳鼻喉科兩次，11月16日和23日，都是週四下午，看診細節請自行去看前段所述的文章。

就在11月23日週四下午看診結束前，耳鼻喉科醫師同學忽然拿出他的「智慧型手機」，有點不好意思的跟我說：「同學，上次忘記，可以加個ＬＩＮＥ嗎？」我抱歉的拿出我的「智障型手機」，用台語回答：「拍勢，我是古早人，你看我的手機仔，我沒在用ＬＩＮＥ。」同學理解的收下他的手機，結束這個療程的看診。我猜他一定感到「大開眼界」的心想：「禮安在學校時就有點怪，沒想到三十多年過後，只有變成更奇怪。」當然這只是我自己的「ＯＳ（旁白）」，我不可能知道醫師同學是怎麼想的。

【許禮安註】

許禮安手機（安寧諮詢專線，24小時開機）：0955-784-748
許禮安e-mail：an0955784748@yahoo.com.tw或an0955784748@gmail.com均可收到。
臉書「許禮安」
https://www.facebook.com/profile.php?id=100001088998048
臉書粉絲專頁：【許禮安的安寧療護與家醫專欄】
https://www.facebook.com/profile.php?id=100069865688118
林秀穗和廖健宏（作家繪本畫家夫妻檔）作東，112年8月12日週六下午茶聚會，邀請我家和羅玉岱醫師家。這篇臉書貼文要加上這張照片，我拿著「智障型手機」展示的畫面，是羅玉岱醫師幫我拍攝。

許禮安112-12-02（六）巳午時完稿/高雄安居

第二部分

安寧療護與生死思考

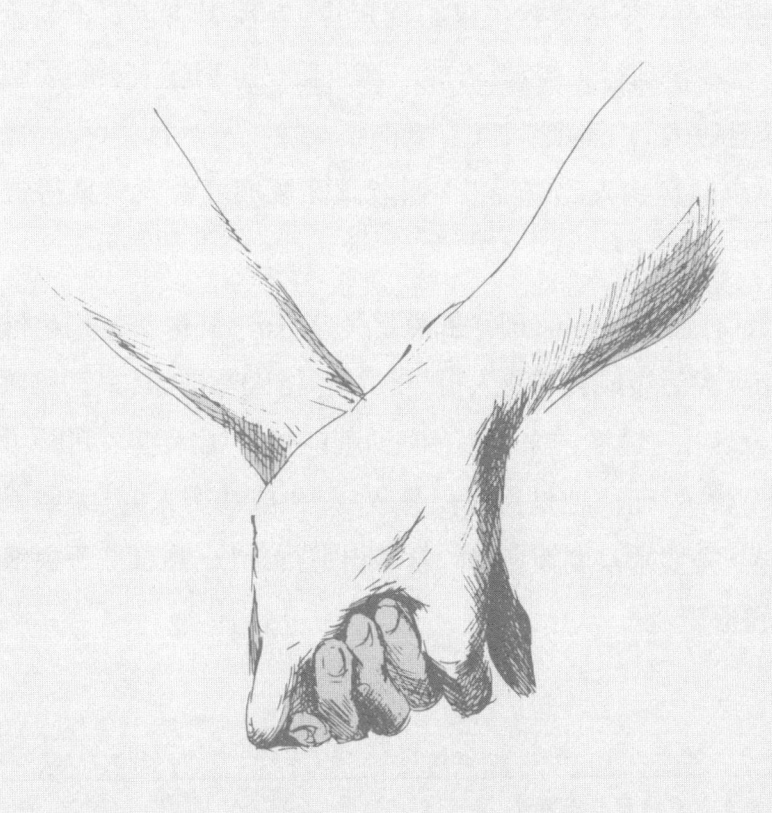

給衛福部和健保署的建議公開信

　　我一直覺得：台灣前輩醫師少做一件大事，就是醫療常識的社會教育！我去年開始幻想「奇蹟出現」：假如我是衛生福利部部長或健保署署長。（這恐怕需要有天大的奇蹟啊！）我就下令全國所有醫院執行以下七項建議：

　　一、在急診室和加護病房外面加裝電視，24小時輪播由衛福部製作的三分鐘急救現場紀錄短片。在現場決定要不要急救之前，讓家屬自行去觀賞三分鐘，減少第一線醫護人員的說明時間，而且病人的下場應該就會變得不一樣。不只可以減少浪費醫療資源、減輕病人臨終受苦，還能讓家屬與社會大眾獲得機會教育和終生學習。

　　二、心肺復甦術（CPR）依照當月成功率，健保署折扣給付醫院；如果救活後成為植物人，打一折給付，因為增加「長期照護」的社會負擔。這樣一來，主治醫師就能依據臨床專業判斷可救活的成功率，而決定是否進行急救。如果成功率太低，家屬堅持要急救，先要求家屬簽自費同意書再進行急救，這樣才不會浪費健保醫療資源。

三、醫院必須依照加護病房床數增開安寧病房，限期未完成者，健保署可減少加護病房核定床數。理論上，醫院沒有開辦安寧病房，會讓該院的末期病人，被迫送入加護病房進行不必要的急救。這樣雖然可增加醫院的醫療收入，卻同時增加健保不必要的醫療支出，健保署應該夠聰明，可以計算醫療資源的浪費額度。

四、依照全國統計末期病人的住院比率，規定醫院總床數必須設置的安寧病床數底限，這是健保署歷年統計資料可以計算的數據。例如：總床數五百床以上的醫院，必須設置十床安寧病房；一千床以上的醫院，必須開辦二十床的安寧病房；依此類推，那麼兩千床的醫學中心等級，至少應該有四十床的安寧病房。

五、全國安寧病房總床數實際運作可能不到六百床，呼吸器病床數卻遠超過一萬床。全國民眾絕大多數都希望將來不要被插管，可是未來被插管接呼吸器的機會，卻是入住安寧病房的二十倍，這是可怕的無限量增加「長期照護」的社會負擔。健保署應該檢討呼吸器與呼吸病房的給付，避免醫院無限加開呼吸病房，這和「洗腎比率世界第一」同樣是負面的「台灣之光」！

六、已開辦安寧病房的年度占床率如果低於六成，就減少該院加護病房的給付床數，依照安寧病房占床率打折給付。這是避免許多醫院因為安寧病房不賺錢，就先開後關安寧病房或早已挪為他用而名存實亡。例如衛福部台北醫院曾經公告：安寧病

房總床數8床,占床數0床,空床數0床。這是該院資訊室0+0=8的神奇算數。

七、鼓勵家屬依照末期病人心願,回家接受安寧居家療護服務。安寧居家療護從民國85年試辦,安寧病房則於民國89年試辦,到目前安寧居家療護的服務量大約只到安寧病房的七成。如果想要減少安寧病房無止盡的增加變成醫療資源浪費,健保署就必須規定安寧居家療護服務量和安寧病房服務量的比率,讓末期病人得以回家善終。

長久以來,民眾不知道「急救」的真相與慘狀,在急診或加護病房,醫師通常問家屬:「現在有生命危險,要不要急救?不救會死喔!」家屬當然都說:「一定要救!」假如醫師願意接著說:「但是急救可能救不活,而且會死得更慘喔!」家屬可能就會改變決定。我相信衛福部和健保署應該有「大內高手」,我不過是個副業的醫師在此「野人獻曝」,歡迎各界高人指點迷津。

許禮安108-03-03(日)申時/高雄安居

大學需要樂齡，醫院需要安寧！

台灣的大學已經過剩，加上「少子化」海嘯襲來，過去招生的對象（十八歲青春年齡層）已經急速減少，當然要開始往「在職班」發展：向職場上想進修的上班族招手，向學歷不足的專業人員招手（護理在職班），向需要更高學歷來撐住面子的主管招手。

接下來的招生趨勢當然要強調「終身學習」，向當今世界最有錢、最有權而且人數只會越來越多的銀髮（樂齡）族招手，大學應該要開始調查研究銀髮族最想要的學習方式和主題議題，然後投其所好的開辦「樂齡大學」，將來說不定可以超過青春大學生的人數。

以上是給教育部長、大學校長和學校高層主管的「未來學」建議。接著當然也要給醫院和長照機構的董事長、院長、管理中心主任、各級主管，有「未來學」概念的建議。

台灣是超快速老化的國家，過去十年來，我到各中小型醫院演講，只要院區在蓋大樓，不用問就知道，都是「長照大樓」。管理高層雖然知道趨勢，可惜「只知其一，不知其二」，我早在十幾

|第二部分：安寧療護與生死思考 | 69 |

年前就提出：長照機構未來必然要與安寧療護結合！

我近來年在長照機構演講都強調：假如機構的照顧品質讓住民把這裡當成自己的家，當他希望在「家」裡死亡時，結果機構卻把他送到醫院急診，這樣就叫做「始亂終棄」！所以機構主管和員工都必須學習安寧療護，並且結合醫院的「安寧居家療護」資源。

快速老化的結果是老人越來越多，將來到末期的病人就會越來越多，死亡人數逐年上升。少子化之後就是年輕人越來越少，勞動人口當然就越來越少，下個世代負擔不起老人的長期照顧，社會輿論就會朝向「贊成安樂死」傾斜。

老人越多、死亡越多，末期病人當然就越多，為抵擋「安樂死」的「因為痛苦而解決人」，「安寧療護」的「為末期病人解除痛苦」就變得更重要。環境和空氣污染越嚴重，將來癌症末期病人就越多，不解決空氣污染，二十年後罹患肺腺癌的年輕末期病人一定爆量！

我很早就預言：末期病人只會越來越多，現在不只是癌症末期，包括腦、心、肺、肝、腎五大器官的「八大類非癌症末期」病人，都早在十年前健保局就公告適用安寧療護服務，因此台灣的醫院將來大概有一半都被迫要改成「安寧病房」，我是安寧專科醫師，比較快可以當上副院長。假如我自私，就不需要談預防保健和污染防治！

許禮安108-7-28（日）午時/高雄安居

別讓孩子早得癌症，必須推動污染防治！

　　埋在地下的未爆彈，也許一輩子都不會炸開，但是誰不幸遇上，誰就倒大楣！我有苗栗的護理師朋友，曾在花蓮慈濟醫院同事，最近跟我說：「你們有地下石化管線，而且之前發生八一氣爆，住高雄市真的很危險！」我就回她：「你們苗栗才更危險，因為從來沒爆過，根本不會知道地底下埋著什麼亂七八糟的妖魔鬼怪！」

　　高雄發生八一氣爆不久，新北市官員說：「我們沒有地下石化管線，所以不會像高雄有八一氣爆。」我當時就覺得：沒事把話講這麼滿，恐怕很快就出事！果然過沒多久，新北市有某個社區發生瓦斯氣爆，那個社區就叫做「永保安康社區」！我教育兒子：社區叫做「永保安康」，真的就能「永保安康」嗎？

　　生命經驗中，你誤以為的「基礎地」，只要曾經裂開甚至破滅，例如工作和婚姻，你就不會相信那個「基礎地」是安全堅固的。我說：「曾在高雄八一氣爆災區受災的民眾，將來不管搬家搬到天涯海角，請問他沒事會朝天上看還是往地下看？」所謂「一朝被蛇咬，十年怕草繩」，我們一般人沒事絕對不會一直朝

著地底下看。

　　曾經罹患癌症的病人，即使治療五年後追蹤都沒事，統計算是癌症治療成功的個案，因為癌症的「治療成功率」其實只是「五年存活率」，請問病人可以從此安心睡大頭覺、「高枕無憂」嗎？絕對不可能！只要一有風吹草動，身體一有症狀，就算只是咳嗽，他都不會以為只是感冒而已，一定會擔心「是不是復發或轉移」？

　　我兒子是「花生（在花蓮出生）」，年紀還小就隨我們搬回空氣污染嚴重的高雄市。醫界證實肺腺癌主要原因不是吸菸而是空氣污染，從小在高度空氣污染的城市長大，我擔心兒子累積快速超量會在還年輕時就得癌症！台灣少子化加上晚婚不生，將來下一代還年輕就得癌症，我們這個世代會不會活到「絕子絕孫」啊！

　　我在高雄醫學大學開課「生死學與生命關懷」的「哲學、宗教與生死」，會提到華人文化的「不孝有三，無後為大！」我說：因為假如「無後」，就沒有子孫把你供在祖先牌位，不能成為祖先，連自身都會成為孤魂野鬼，這是華人最害怕的結果。所以我說：「為了別讓孩子比我早得癌症，我們必須宣導與推動污染防治！」

許禮安108-7-28（日）申時/高雄安居

柯文哲和許禮安都說：人只有兩種死法！

民國108年3到7月，台灣醫療改革基金會舉辦「認識預立醫療照護諮商（簡稱ACP）」環台巡迴講座，總共十二場都是我演講，包括台北、新北、苗栗、彰化、台中（三場）、嘉義（兩場）、高雄（兩場）和花蓮，地點都是在長照機構，除了住民和員工之外，也開放社區一般民眾參加。

我的感想是：「安寧緩和醫療條例」已經施行十九年，長照機構的員工和住民以及一般民眾，多數都還不知道要簽署免費的「預立意願書（全名是：預立安寧緩和醫療暨維生醫療抉擇意願書）」。現在我來宣導今年1月6日開始施行的「病人自主權利法」，得先預約少數醫院才有開辦的「預立醫療照護諮商門診」，要花三千五百元才能簽署的「預立醫療決定書」，根本就是多此一舉！

我是越講越感慨：長照機構的住民和員工，已經比一般人更接近「末期和臨終」，更何況是一般民眾，民國89年就公告施行的「安寧緩和醫療條例」，十九年來知道和已簽署「預立意願書」竟然這麼少！我開玩笑說：我一定要想辦法讓「長照機構評

鑑標準」列入「住民和員工簽署預立意願書的比率」，這樣你們就會想辦法和住民談要不要插管急救，而且員工在評鑑之前會被迫簽署「預立意願書」。

我二十幾年來演講安寧療護，有機會就會問學員，結果絕大多數都不希望自己將來萬一重病末期時被插管，可是醫院和機構為何有那麼多病人和老人被插管？因為都是家屬要求醫師說：「你給他插下去就對了！」再者，現在全台灣的醫師都認定：只要沒有簽署「預立意願書」，即使已經末期，都一律要插管！

病人在沒有事先簽署「預立意願書」的情況下，只要有任何一位家屬要求要插管，病人幾乎就是會被插管插到死。多數醫師傾向於要插管才不會被家屬提告，而且同時還會有業績，有些家屬則是因為有病人的公務員月退俸可以領。於是，末期病人繼續痛苦地活著，就會成為醫院和醫師的業績，以及家屬的提款機和搖錢樹！

7月27日週六下午在花蓮祥雲老人長照中心（完結篇）演講結束後，有學員私下來問我：「預立意願書」和DNR（不施行心肺復甦術）有什麼不同？我說：就像「斯斯」有三種，「DNR」也有三種。「預立意願書」是病人自己清醒時簽署的「DNR」；家屬代為簽署的DNR有另外兩種，如果病人還沒簽署「預立意願書」就已昏迷，家屬可以簽署「不施行心肺復甦術同意書」，讓病人免於被插管；萬一病人已經被插管，家屬還可以簽署「不施行維生醫療同意書」讓病人被拔管。

我去年發現一項真理：「末期病人都希望不要繼續受折磨，家屬卻希望跟親人常相左右，於是家屬就會聯合醫護人員繼續折磨末期病人！」多數人都不想被插管，但是都不知道要簽署這張免費的「預立意願書」，連這麼簡單的動作都「不知道要做」或「不願意去做」，我們說：「善終不是理所當然，機會是留給準備好的人。」

今年初我在高雄講課，有學員跟我反應：許醫師，我去醫院服務台拿「預立意願書」，可是有志工說：「你簽那張沒有用，將來你的家屬只要有人說要急救，你照樣會被插管。」我聽了很生氣，「安寧緩和醫療條例」已經施行十九年，竟然還有這種無知的志工，一句話就會害別人不得善終，將來必定有報應。「安寧緩和醫療條例」規定：只要有兩位相關專科醫師認定末期，而且病人已有簽署「預立意願書」，這時候就算全部家屬都說要插管急救也不可以！

後來我三月到台中的中國醫藥大學舉辦安寧療護研習，一樣有學員反應說：我到醫院拿「預立意願書」，可是有人說：「你簽那張沒有用，將來只要有家屬說要急救，你照樣會被插管。」我回她：醫院有些無知的志工。結果她說：可是這句話是醫生說的！所以我現在要把真相告訴大家：醫院裡面除了有無知的志工之外，甚至還有許多無知的醫護人員！十九年來連醫院的醫護人員都不知道「安寧緩和醫療條例」的規定，沒有對專業人員和社會大眾宣導，這應該是政府和衛生福利部的責任！

既然政府無用，就別依賴政府，你應該自己取代政府，你不學安寧療護的正確知識，將來就是被無知的醫護人員和志工給詐騙，搞到自己最後不得善終！我學柯文哲醫師講話，柯文哲醫師說：「人只有兩種死法：一種是有插管，一種是沒插管。」許禮安醫師說：「人只有兩種死法：一種是有準備，一種是沒準備。」你必須「有準備」，最後才可能「沒插管」，獲得「五福臨門」的第五福「考終命（命終安詳而死）」；你假如「沒準備」，就很可能「有插管」，最後當然是「不得好死」！

許禮安108-7-28（日）申時/高雄安居

只有安寧病房是予人卡好死的所在？

我剛完成由高雄市張啓華文化藝術基金會主辦，第七年度「全國七月安寧月」系列活動，我一整個七月縱跨台中、嘉義、高雄、屏東、台東，共五縣市、六場地、總計十三天全天的安寧療護課程，都是我全程演講。最近經常講到一個舊的故事：「予人卡好死的所在」，但是有新的思考與心的感觸。

我以前認識一位「安寧病房」的護理師，她當時未婚，半開玩笑說：「之所以一直嫁不出去，都是媽媽講話太直接害的。」據說她們家在菜市場裡面開店，女兒當護理師，鄉下地方有人來問說：「您女兒在哪裡當護理師？」媽媽就回說：「阿就在予人卡好死的所在上班啦（台語）！」結果當然沒人敢來作媒。

一般人的心目中，「安寧病房」感覺很可怕，竟然是個「予人卡好死的所在」！當時我只覺得「安寧病房」揹負著污名，可是今年講著講著，忽然有了新的意涵：原來整個醫院竟然只有「安寧病房」可以「予人卡好死」，那麼其他病房，包括內科、外科、急診、加護病房等，就成為「予人卡歹死」，讓人死得很痛苦、很淒慘的地方！

我不是批評醫院的其他病房，而是醫療體系一向都以「治病、救命」優先，遇到「治不好病、救不了命」的末期病人，當家屬要求積極治療，醫護人員就成為折磨末期病人的的共犯與幫兇。台灣安寧療護之母趙可式老師說：「當病人已經末期，家屬卻還不願意放手，就會對病人有洞就插管、沒洞就開洞。」

　　然後，正如趙老師講的：「末期病人在死前二十四小時打進去的點滴，在死後二十四小時會通通流出來，流到整個床鋪、甚至地上都是。」日本人稱為「陸地溺死」，意思是就算在陸地，末期病人也會被醫護人員和家屬用點滴給淹死！有位護理師朋友的名言：「現代醫療很可怕：可以讓人活不好，卻又死不了！」

　　這樣說起來，假如會好起來，被醫療折磨算是必要的代價，可是如果疾病已到末期，醫療體系已經無能為力，既然不可能治病救命，為何不讓末期病人趁早轉到「安寧病房」去享福？做好疼痛控制、病情暫時穩定後，趕快出院接受「安寧居家療護」，讓末期病人可以在最自在熟悉的家裡，過他想過的日子，做他想做的事。

許禮安108-8-4（日）酉時/高雄安居

你的善終，關我屁事！

　　我在台灣「安寧界」一向自稱：「吾愛吾師，吾更愛真理」，其實根本就是：不懂「長幼有序」、「敬老尊賢」，講話「沒大沒小」，而且這個時代「講真話，惹人厭」，我甚至是比柯文哲醫師「白色力量」還要更白目的「白目力量」。我既然習慣講真話，就容易不小心抖出真相，洩漏安寧界某些「不能說的秘密」。

　　我去年（107年）發現：台南市只有五個安寧病房，依序是新樓醫院、成大醫院、衛福部台南醫院、柳營奇美醫院、永康奇美醫院。其中新樓醫院最早，是民國87年4月成立，比國立的成大醫院還早兩個月，成大醫院輸了。台南最後一個安寧病房是永康奇美醫院在民國97年7月設立，大台南市竟然十年內沒有新開安寧病房！

　　我在臉書公開：十年來台南死亡人數增加，死於癌症的末期病人當然增加，可是安寧病房竟然沒有增加！我預言：第一、賴清德當台南市長任內沒有新開安寧病房，我保證他去當行政院長會不得安寧；（我的預言有準嗎？）第二、安寧病房沒增加，台南市民將來會不得善終。竟有人在臉書嗆我說：「你在詛咒台

南市民!」

我只是實話實說的把真相抖出來,讓大家看看自己將來可能的命運結局,還要被嗆,我只好不客氣地回應:「安寧療護服務體系沒增加,沒有安寧病房、安寧居家、安寧共照,你自己和親人將來不幸走到疾病末期,沒有安寧病房可以住院幫你調整止痛藥,最後恐怕只能痛苦哀號到死,請問還可以到哪裡求得善終啊?」

我只是講出事實,如果你期待將來得善終,現在卻對安寧療護服務體系一點都不關心、不在意,感覺好像別人家的死不完,「死道友,沒死貧道(台語)」,你對這件事情沒有盡到任何一絲絲的努力,將來自己或親人末期時,憑什麼享受到任何一絲絲的好處?請問憑什麼要靠別人去拋頭顱、灑熱血,好讓你將來得善終?

我說話可能粗魯一些,我說:「你將來能不能得善終,關我屁事啊!到頭來會痛苦哀號到死的,也是你自己和親人而已啊!」我近年來出版安寧書籍,尚未絕版的有:《人生,求個安寧並不難》、《那些菩薩給我們的故事》、《安寧療護的100個小故事》、《我對安寧療護的顛覆思考與經驗談》以及《安寧緩和療護》教科書。

在自己走到生命末期之前,我還是會繼續寫文章、出書、巡迴演講,透過多管齊下的方式來宣導安寧療護的理念,期待讓

社會大眾在「善終」之前，可以先得到「善生」和「善別」。我當然還會繼續寫作「安寧療護續集」，希望有機會可以出版。我今年演講時開玩笑說：這本續集的暫定書名是《你的善終，關我屁事！》

許禮安108-8-30（五）未時/借用感恩社會福利基金會會議室台北。報告會務申請補助/媒體採訪/台灣安寧照顧協會開會

防治及衛教卻只剩治療？

號稱「防治及衛教」，卻只剩下治療可談？

今天10月23日週六下午，我到高雄市漢來大飯店15樓會展中心，參加「高雄市胸腔疾病防治及衛教學會」舉辦的「110年度會員大會暨學術研討會」。我不是會員，只是應邀演講「安寧緩和醫療」，被安排在最後一個主題（17:40~18:30），不知道是壓軸還是墊底？我不是名嘴，沒辦法前五分鐘到場開講，於是決定全程參加一整個下午的課程。我學到一個可怕的統計資料：肺癌病人有40%在診斷時，已經是第四期（俗稱末期），有25%診斷時已經是第三期，加起來等於有三分之二（65%）的肺癌病人被診斷出來時，已經是無法手術切除的第三、第四期。

我一開始就跟大家抱歉說：「我講話比較直接，容易得罪人。」我說：「之前看到學術研討會議程表，覺得自己跑錯地方，因為前面六個主題全部都是英文講題，只有我的講題『安寧緩和醫療』是中文。等到我今天下午一點半到會場拿到講義後，更加覺得我應該是跑錯地方，因為整本課程講義都是英文，只有我的PPT全是中文。」我接著說：「雖然叫做『胸腔疾病防治及衛

教學會」，我聽完前面六場演講，好像都在講治療，幾乎沒有預防、更沒有衛教。而且ＰＰＴ全是英文，是要怎樣拿來對民眾做衛教呢？」我認為：「防治」應該是「預防」加上「治療」，而「衛教」是要講病人聽得懂的話。

我現場沒講的是：「台灣醫師很厲害或者很賤的一件事就是：沒辦法整句話都講中文，講話非得中英文夾雜才能顯得專業！」我說：「我經常講：專業人員有專業的智障！你的專業讓你鑽進牛角尖和象牙塔，鑽進去就出不來。身為醫師只知道疾病的治療，你對專業以外的這個世界沒有一點好奇心，不知道世界的全貌，不瞭解病人的想法和需求。」我說：「只給我五十分鐘，要把我二十六年的安寧療護經驗一次講完非常困難，因為只能一直快轉。我寧願領五千元講師費，但是可以讓我講五個小時。」

家醫科和安寧專科會減少胸腔內科的業績！

我說：「我是家醫科和安寧緩和醫療專科，家醫科號稱什麼都要會，安寧專科是保證把所有病人都醫到死翹翹，不過反正都是各位醫師們醫不好的，才會到我們手上。但是如果你們不知道自己的病人怎樣算是末期，我們就收不到胸腔疾病的末期病人。」我說：「我今天在台下忽然發現：我當家醫科和安寧專科醫師，好像就是努力讓胸腔內科醫師的病人變少。（大家笑）因為我們講預防保健：打預防針（包括流感疫苗、肺炎鏈球菌疫

苗、新冠肺炎疫苗：ＡＺ、莫德納、高端、ＢＮＴ疫苗）會減少肺炎的病人，菸害防制和戒菸門診會減少氣喘和慢性阻塞肺病（COPD）的病人。然後我做安寧療護，努力要減少被插管、接呼吸器的病人。」

我好像專門跟胸腔內科過不去，擺明就是來鬧場的。我說：「可是我們醫師如果都不去做預防，我這兩年在聖功醫院教年輕的ＰＧＹ（一般科訓練）醫師，最近一梯次才說：如果你想要當內科醫師，建議走胸腔內科，保證你做到爆肝和過勞死！（大家笑）因為病人只會越來越多。兒童氣喘的比率激增，未來世代的慢性阻塞性肺病和肺癌發病年齡層急速下降，因為嚴重的空氣污染，快速累積達到病變臨界點而產生的結果。」我接著說：「所以現在要談的不只是菸害防制（戒菸），而是廣義的空氣污染（煙害防制）。」有醫師說：「越早診斷處理病人越好。」我倒是覺得：「能夠讓大家都不生病會更好！」

所以我就講中國古代名醫扁鵲的故事。大家稱讚扁鵲是名醫，扁鵲很謙虛說：「我家三兄弟：大哥最優，二哥其次，我最差。」為什麼？「大哥能防病於無形，名聲不出家門。」能讓人不會生病，沒人知道他很厲害。「二哥能識病於未發，名聲不出里巷。」在病人發病之前就看出來，例如，你看到路人跟他說：「你下個月會被診斷出慢性阻塞肺病，現在最好趕快戒菸。」這樣就不需要等到被診斷出來，只能一直吃藥治療，不過這樣保證業績會減少。扁鵲說：「我只能診斷治療已經發作的疾病，所以全

國知名。」用扁鵲的標準來看,台灣的名醫其實都只屬於「老三」等級而已。

學會應該對社會大眾進行預防疾病的衛教!

我說道:這兩年「新冠肺炎」造成全台灣死亡八百多人,「中央流行疫情指揮中心」每天開記者會;肺癌前年(民國108年)一年死亡9,701人,這不就應該要每天開十場記者會嗎?請問你什麼時候看過「衛生福利部」召開「菸害防制」記者會呢?我在家醫科門診勸病人戒菸,病人都愛理不理的,但是死亡人數不到肺癌十分之一的「新冠肺炎」,大家卻都乖乖的戴口罩。這兩年來台灣的新聞好像只剩下「疫苗」和「疫情」,可是「空氣污染」並沒有消失不見,不只沒有減輕,甚至只有更嚴重。但是民眾沒看到新聞,就以為空氣都變乾淨了。我強調:「學會的責任不就是應該對社會大眾做衛教嗎?」

現在因為大家都「戴口罩、勤洗手」,不只預防「新冠肺炎」,連感冒和流感都變少,搞到很多診所業績少一半;腸病毒也變少,因為勤洗手;甚至連登革熱都消失,因為全台灣到處都「清消」,清潔劑和消毒藥水噴太多,病媒蚊都死光光,沒辦法傳播登革熱。我刺激大家說:這不是胸腔內科和感染科早就該推動的預防衛教嗎?這不是衛生福利部和健保署早就該做的事嗎?

我問現場胸腔內科醫師(包括藥商代表)約三十多位:「將

來萬一重病末期,希望不要被插管、死得很痛苦的人舉手?」大多數都舉手。我再問:「不論插管再怎樣痛苦,都要插著跟它拚的舉手?」大家笑但沒人舉手。我再問:「已經簽好二十一年來免費的『預立意願書』,保障自己將來免於被插管的舉手?」結果只有黃明賢教授舉手。我說:「胸腔內科都在幫病人插管,但是都不願意被插管,卻都配合家屬要求而對病人插管。現在醫界認定你沒簽那張『預立意願書』,將來不論再怎樣末期,都一律要插管。你現在對病人插管,將來就會插到你身上。醫師好像都誤以為自己不會死,會死的都是病人。」

我一再的說:「醫師的身分只是暫時借用的,我們最真實的身分是:有一天我會成為家屬,我的親人會末期;最後我自己會成為末期病人!如果你不學安寧療護,不會做疼痛控制,將來會痛苦哀號到死的就是你和你的親人。」我感慨的說:「『安寧緩和醫療條例』已經施行二十一年,這是衛生福利部和健保署應該要對社會大眾宣導的,現在竟然連胸腔內科醫師都不知道?不是『大內宣』說:『有政府,會做事!』請問有做事嗎?根本就等於沒政府啊!沒關係,既然沒政府,我就是政府,我就代替政府做政府應該要做的事!」

許禮安110-10-23(六)亥子時有感而發/23:59完稿/高雄安居

察覺病人需求並挺身而出

最近到南部某醫院，參加安寧療護個案討論會，聽到兩位病人的處境，我忍不住發言，稍微慷慨激昂的發作一下，在此摘要記錄下來，希望可以給安寧療護團隊和安寧療護專業人員做為參考。

找事情做或是讓生命有意義

第一位病人住在安寧病房，被護理師描述為：「病人沒事做，覺得生命無意義。」我認真的調侃說：「請問有人幫他找事情做嗎？」大家面面相覷，好像我問了一個非常奇怪的問題。我接著說：「如果不是幫他找事情做，不然就要想辦法讓他覺得生命有意義啊！」

我分享經驗說：「在安寧病房住院還可以動的末期病人，我們以前會讓病人負責擦佛堂、禱告室或是幫忙發送病人餐。至於臥床不能走動但還清醒著的病人，在床上還可以做什麼？」有人說：「畫畫、下棋、看報紙。」我說：「或是織毛線。雖然這位是男病人，沒有規定男病人不能織毛線。我兒子就教我織毛線，我織了今生第一條親手織成的圍巾。」

我不客氣的說:「如果不努力想辦法幫病人解決問題,只能一直寫紀錄,卻永遠無法善現況,永遠不會進步,永遠都是問題!」

為病人挺身而出和家屬溝通

第二位是住在其他病房接受「安寧共同照護」的末期病人,這位病人很想回家,但是兒子不希望他回家,因為回去沒辦法照顧,所以就不讓他回家。兒子跟他說:「家裡開始做無障礙空間改建,等工程做好再回去。」可是病人已經末期,不知道等不等得到。

疫情之下,本來住院病人不能請假,最近終於回復到之前「健保准許住院病人每日可以請假四小時」的規定。「安寧共照」護理師建議家屬:可以請假帶病人回家一趟,因為病人也許只是想家。但兒子說不行,因為怕病人回家之後,就不願意再回來住院。結果病人心情低落、意氣消沉,而且病情還在持續惡化。

我直接感覺到病人受到家屬的「壓迫」,我替病人覺得很不爽!如果我是那位病人,應該是心情低落、意氣消沉,痛恨自己「有家歸不得」,回家的機會竟然掌控在兒子手上,既然無力反抗,不如就此了斷。因為我要讓自己的情緒稍微平穩,等到安寧共照護理師報告完下一位病人,我才回頭補充發言。

我說:「我們應該努力察覺病人的需求,而不是配合家屬提

出的要求。我們應該要為病人挺身而出！如果我們所做的和其他科一樣，都只會乖乖聽從家屬的決定，請問為何需要安寧專科和安寧團隊？如果我們只是配合家屬，不願意幫助病人完成心願，我們就會變成多數暴力的共犯和幫兇！」

至少要為病人努力過才值得

我這兩、三年常說：「我發現一項真理：末期病人都希望不要繼續受折磨，但家屬卻希望和親人常相左右，所以家屬就會聯合醫護人員繼續折磨末期病人。我們醫護人員一不小心就會變成家屬對末期病人多數暴力和霸凌的共犯與幫兇！」

我補充說：「我們至少要為了滿足病人的需求，努力去和家屬溝通。例如對家屬說：如果是你，你會願意這樣被對待嗎？」因為我經常會快速跳到病人的位置，就是俗稱的「設身處地」去思考，所以我聽到家屬這樣對待病人，就會覺得很不高興。

我說：「我們都需要經常練習察覺病人的心聲和需求，並且努力滿足與達成病人的心願。」我以前曾經跟家屬說：「萬一這是你的親人最後的心願，你不努力去達成，將來他（她）死了之後，只會找你們家屬託夢，可不會來找我託夢喔！」

許禮安110-11-18（四）申時初稿
許禮安110-11-18（四）亥時完稿/高雄安居

安寧療護水準與死亡品質

　　昨天11月27日週六去美濃朋友家，一行四人去爬標高457公尺的茶頂山。出發之前，先在朋友家中泡茶聊天，同車共乘的朋友從手機秀出這本書的封面：《讓日子多一點生命：安寧病房的美味大廚》（時報2011年3月出版）。我因此聊到台灣安寧療護水準和死亡品質，因為曾在演講安寧療護時講過，趁著還記得趕緊在札記本寫下來，現在打出來分享給沒在現場的大家。

　　安寧病房水準和所謂的「不可能」

　　先從「安寧病房的美味大廚」談起：德國獨立的安寧院（台灣都是在醫院裡面弄出一個安寧病房），可以聘請米其林星級餐廳的廚師來專任，開放菜單給末期病人點餐。我演講時舉例談到，聽眾和學員都會說：台灣「不可能」和「做不到」。我說：「既然德國可以做得到，這件事就不是不可能！而台灣卻做不到，就只能證明台灣太遜！」

　　我對這本書印象最深刻的是：米其林星級廚師做出高級餐點，末期病人卻似乎不是很滿意，起初他心裡頗受傷，卻仍願意去詢問末期病人希望的餐點是什麼樣的口味。後來發現：末期

病人想要的並不是高級餐廳的美味大餐，而是有媽媽味道的家常菜色。這就是安寧療護強調的：「尊重末期病人的自主權與個別差異」！

我曾經在台灣發生「九二一地震」那年（1999年），去過日本京都佛教大學演講「安寧療護」，那是我這輩子去日本唯一的一次。雖然我當時沒有機會去參觀日本的安寧病房，但是後來在書上讀到：日本有獨立的安寧院可以做到每床都靠窗，而且窗外都有大自然！我在台灣演講安寧療護時分享這件事，聽眾和學員都很驚訝，跟我說：台灣「不可能」和「辦不到」！

於是，我就只能把同樣的話再說一遍：「既然日本辦得到，所以這件事就不是不可能！而台灣卻辦不到，就只能證明台灣太遜！」當我們對安寧療護沒有理想與夢想，沒有更美好的憧憬和想像，只會閉門造車和夜郎自大，還自以為是的說：「我們已經很好了。」或是說：「只要做到這樣就夠了。」現在竟然有人告訴你有個美好的願景，你當然就只會說「不可能」和「做不到」！

我民國85年8月在花蓮慈濟醫院開辦心蓮（安寧）病房，就有空中花園，如今已25週年。民國95年我在衛生署花蓮醫院開設安寧病房，有未完成的頂樓空中花園。可是南部某醫學中心安寧病房沒有空中花園，末期病人只能關在安寧病房，健保床四人房頂多只有兩床靠窗，三人房只有一床靠窗，但是窗外不一定有風景可看。可能看不到外面的天空，吹不到自然風，不能做日光浴（曬太陽），

台灣安寧病房的餐廳廚房區禁止使用瓦斯爐，只能用微波爐和電磁爐，末期病人吃的是醫院「大鍋飯菜」的病人餐，只能靠家屬和志工幫他買他想吃的食物，現在有「傅潘達（FoodPanda）」和「吳柏毅（Uber Eats）」滿街跑，可能會稍微方便一點。我都說：廚師和營養師如果願意「多用心」，讓病人餐變好吃，我當醫師就可以少開藥，至少不用加開促進食慾的藥給末期病人吃。

台灣死亡品質和「做」評鑑的習性

　　前副總統陳建仁曾經在安寧年會專題演講時宣稱：台灣獲得「死亡品質」全球第六、亞洲第一，是政府的支持和民間的努力所達成的「台灣之光」！我覺得：政府只是被民間「趕鴨子上架」，不得以只好應付一下，而不是真心努力在支持「安寧療護」。為什麼我會這樣認為呢？台灣能夠榮獲「死亡品質」全球第六、亞洲第一，基本上只能說：台灣真的很會「做」評鑑，這全是「做」出來的結果。

　　「台灣安寧療護之母」趙可式老師，曾經在安寧年會很感慨而且公開的說：「因為評鑑委員來台灣，都被帶去看水準最高、服務最好的安寧病房，他們就誤以為台灣的安寧病房都是這樣。」朋友說到：「讀國小的時候，為應付督學來抽查，學校會設計廣播暗號，然後大家透過廣播聽到暗號，就要趕快把參考書都藏起來，恢復原本的課程內容。」正所謂「上下交相賊」啊！

全國第一個安寧病房是台北馬偕醫院淡水分院民國79年設立安寧病房，民國89年7月官方開始「安寧病房試辦計畫」。民間必須努力撐過十年，才能得到官方開始試辦，直到將近十年後，「安寧病房」民國98年9月正式納入健保服務。「安寧居家療護」則是民國85年7月率先試辦，卻要試辦十多年後，民國98年9月才成為健保正式服務項目。

　　更糟糕的是「安寧共同照護（簡稱安寧共照）」服務，從民國94年開始試辦，到現在已經民國110年，還在每年更新「試辦計畫」，增加表單規格和減少健保給付，讓參加的醫院覺得是「雞肋（食之無味，棄之可惜）」。已經試辦超過十五年，竟然還無法決定要納入正式體制或者廢除，這就是政府「健保署」的行政效率啊？！聰明的你，會覺得：這樣的政府真的是「支持」安寧療護嗎？

　　我對朋友說：「二十多年前我在某慈善醫院工作的時候，公共廁所一年到頭都沒有衛生紙，某天會全面出現衛生紙，隔天衛生紙全部消失無蹤，每三年會有這麼一天。」我都說：某些醫院只有評鑑當天是A級，隔天就自動降為D級！我這是「三關語」：英語是「D」級，國語是「低」級，台語則是「豬」級。

　　當初某慈善醫院要做ISO評鑑時，護理部透過內部電腦通訊，告知全院護理單位和護理師：「凡是ISO評鑑不該出現的東西，請把它通通藏好。」讓我直接聯想到，三十年前我醫學系畢業，去當義務役的少尉軍醫官，就聽說軍中要「高裝檢（高級

裝備檢查）」時，凡是不合格的東西都要挖個坑洞埋起來，等到結束後再挖出來，恢復原狀繼續使用。這就是台灣一整個世代「做」評鑑的習性啊！

許禮安110-11-28（日）巳午時完稿/高雄安居

回應聖功醫院年輕醫師的所謂解脫

親愛的X醫師你好：

很榮幸在聖功醫院的「畢業後一般醫學（俗稱PGY）之社區醫學訓練」，與你分享「安寧療護」的各種主題。你在「雙向溝通表」上寫著：神經外科病房的「高位頸椎受傷」病人，只能「露出無奈、厭世的面容，眼睛一眨一眨的看著天花板。他們就像被囚禁的靈魂，而這座監獄又小又窄」。你對此種命運感到惋惜，這就表示你至少還保有可貴的人性，不管那是同理心或同情心。希望你繼續保有這樣的人性，未來不至於在醫療體系的象牙塔裏面，在既有的營利共犯結構與龐大的工作量之下，變成只是某條「疾病─醫療」生產線的螺絲釘，只看到「病人」所生的「病」，卻忘了他還是個「人」！

你說：「不知他們是否能尋找到新的生命意義」？著名恐龍電影「侏羅紀公園」裡有句名言：當現實無路可走時，「生命自然會找到出路」！我認為：這是每個人自身的生命功課，我沒有責任去幫他人寫完人生最後一張測驗卷，我更沒有標準答案可以給他抄寫和作弊！所謂「夢想很豐滿，現實卻骨感」，當我們落

入渾然不知與深不可測的命運當中,所謂「山不轉路轉,路不轉人轉」,萬一連人的肉身都不能轉,轉不動,心就要轉,也就是只能轉念。如同這次總統大選,在大勢底定之後,落選者和台灣多數人民總不免失望,但是也只能期待下一次捲土重來,或許就能轉變台灣的命運!

你問:「回到安樂死的議題,我想請教許醫師:是否曾有任何一刻,因病人心理、生理、靈性上多重的痛苦,認為加工死亡才有辦法使病人得到解脫?安寧療護是否有其極限?」我建議你先閱讀以下我補充最近整理的讀書摘錄,然後思考:假如當初所有後起之秀的外科醫師,都相信這位寫出暢銷「外科教科書」的權威醫師的預測,醫界後來就不可能有腸胃肝膽外科、胸腔外科、心臟外科、腦神經外科的出現!因此在你問「安寧療護是否有其極限」之前,應該要先問的是「醫療是否有其極限?」有人說:「人的極限,就是神的開端。」我常說:「醫療的極限,就是人文的開端。」

所有醫師終究都要面臨:「治不好親人的病,最後救不了自己的命」的現實處境,我算是太早承認醫療有其極限,願意承認自己的無能為力,轉身走向強調「人文關懷」與陪伴「帶病生活」的「安寧療護」領域。我當然還是鼓勵醫學生與年輕醫師,未來投入現代醫療的積極治病救命的努力,但是如同「安寧療護」的名言:「凡事希望有最好的結果,但別忘記做最壞的打算。」「安寧療護」當然有其極限:就是每個人必然會死亡的終極命運,但

我希望那是「自然死」，而不是「加工死」或「加工不讓他死」，就是「安寧界」所謂「插管、電擊、接呼吸器、進加護病房」的「死亡套餐」。

你問：「是否曾有任何一刻，因病人心理、生理、靈性上多重的痛苦，認為加工死亡才有辦法使病人得到解脫？」對我而言是完全沒有！你所謂的「解脫」，究竟是病人自身需要的「解脫」，還是你想要用「眼不見為淨」的方式，來解脫自己肉眼所見到的受苦？那麼你不就像鴕鳥一樣：以為只要把頭埋進沙堆裡，只要看不見就可以假裝敵人不存在；只要把受苦的人直接解決掉，就可以假裝這個世界可以完全沒有痛苦。死亡或許是所有殘酷命運的最終解決方法，包括：失戀、落榜、失業、落選、破產、倒閉、生病、年老等，如果你認為「一死百了」的話，但這絕對不是唯一，而且不該被優先思考的解決方法！例如：如果落選很痛苦就去死，林肯在當上美國總統之前就會死很多次，蔡英文和賴清德就不可能捲土重來，終於饒倖當選總統。

在考慮使用提早結束生命的「殺生」方式，如你說的「加工死亡」來解脫痛苦之前，難道不是應該要優先尋找其他可以解脫痛苦的方法嗎？我們說：「安樂死」是「因為痛苦而解決人」，當人活得很痛苦時，應該要先解除痛苦，而不是就直接解決性命！病人生病覺得很痛苦，才需要醫師來治病和救命，當無法治病救命的時候，就由「安寧療護」來「為人解除痛苦」。如果醫師優先只想到「加工死亡」的「安樂死」，其實根本就不需有醫院

和醫師，只要劊子手和殺人兇手就可以動手執行了呀！我都說：假如連死都不怕了，為何會害怕活著呢？你又如何能確定死後必得安樂呢？畢竟我們都沒有死過，萬一死後比活著更痛苦，那可就「萬劫不復」的虧大了！

　　我認為：這是一個存在著相對標準的世界，不可能只剩下幸福歡樂而完全沒有悲慘痛苦。我常說：「這個社會不可能只有好人而沒有壞人，如果完全沒有壞人作對照，如何證明你是好人呢？」純粹就是「比上不足，比下有餘」罷了！大學生在失戀很痛苦的時候，都想要效法「少年維特的煩惱」，誤以為死了就再也沒有痛苦，如果這時候執行「安樂死」，大概年輕人口會少掉一半以上吧！我認為：身為醫師，應該效法觀世音菩薩的「聞聲救苦」，而不是以「消滅所有苦難，讓世界只剩歡樂」為目標。如果把受苦者都送到另一個你看不見的世界，假裝他們死時和死後都必然會得到安樂，這只不過是你「自以為是」甚至「粉飾太平」的「解脫」罷了！

許禮安113-01-17（三）午時初稿/高雄市張啟華文化藝術基金會
許禮安113-01-17（三）戌亥時定稿/高雄安居

【許禮安補充1】

《李斯特醫生的生死舞台》II死亡之屋（Houses of Death）
他的名聲其實是建立在他的寫作與教學上。他最成功的書《外科的科學與技術》（The Science and Art of Surgery）出到第九版，而且幾十年來都是該科目的主要教科書。（65頁）
但艾瑞克森對外科的未來並沒有遠見，他認為十九世紀中葉的外科正迅速地邁向其力量的終點。歷史會記住這位鬍鬚醫師誤導人的預測：「手術刀不可能永遠都有待征服的新場域；人體一定有某些部位將永遠神聖，免於這種侵略，至少不受外科醫師侵犯。或許還不算完全，但我們已經達到了最終限度，這點無庸置疑。腹部、胸部與大腦將永不再受明智而人道的外科醫生入侵。」（65頁）
艾瑞克森觀察道：「長久以來雙手曾是（外科醫生）的唯一依靠；如今比起雙手，他們更依賴大腦來執行工作。」（65頁）

【許禮安補充2】

我寫完後才想到：應該貼這個新聞，好讓你知道：除了「加工死亡」的「安樂死」之外，已經有人想到要用其他高科技的方法，讓這樣的癱瘓病人，可以更有生活品質的繼續活下去，而且這或許是指日可待的「現在進行式」！
我覺得：要永遠活在希望中，才可能有未來。假如太快對未來感到絕望，一旦遇到殘酷命運時，大概就只會想要趕快去死了！（安）
「『晶片植入大腦』治病！馬斯克新創獲准人體實驗」：「億萬富翁馬斯克的爭議，再添一筆！他成立的大腦晶片新創Neuralink「神經連結」宣布，已經獲得獨立審查委員會的核准，正在招募自願者，參與他們首次的人體實驗，對象鎖定四肢癱瘓、俗稱「漸凍人」的患者。」
https://tw.news.yahoo.com
「馬斯克要如何把晶片植入人腦中？他揭露細節已有數千人願受試」：「出於試驗目的，理想候選人是年齡40歲以下四肢癱瘓的成年人。Neuralink會將植入物植入受試者前運動皮層的手旋鈕區域（該區域控制手掌、手腕和前臂），目標是證明裝置可以安全地從患者大腦的這一部分收集有用的數據。這是Neuralink努力將人的思想轉化為電腦可以理解的一系列命令的關鍵一步。」
https://udn.com/news/story/6811/7560075

許禮安113-01-18（四）未時補充定稿/高雄安居

無邊界的安寧緩和醫療

我走在人煙稀少的安寧之路上

今天10月13日週日,剛好是今年「世界安寧日」(10月12日,每年10月第2個週六)的隔天,我一早四點半就起床,五點三刻鐘出門,被載去左營搭高鐵(204車次06:55左營發車08:34到台北),到台北車站再走路到「張榮發基金會國際會議中心」,參加「台灣安寧緩和醫學學會113年度會員大會暨學術研討會」,今年的主題是「無邊界的安寧緩和醫療(Palliative Care Without Borders)」。

在左營高鐵站上車時,就覺得有點奇怪,整個高鐵車廂空蕩蕩的,到台南都還沒一半,到台中才稍微人多一些。到台北車站下車走路,發現整班車都沒人「跟我走一樣的路」,不過本來我很早以前就被稱號為「安寧界的獨行俠」,只是覺得為何不像以往參加醫學會年會的盛況。走到半路遇到台大醫院兒科的呂立醫師,和我一樣往會場走去,稍微聊一下近況。

無邊界卻受限在醫療內的安寧

早上九點開場致詞依序是：台灣安寧緩和醫學學會程紹儀理事長（台大醫院家庭醫學部主任、台大醫學院家庭醫學科教授），王正旭立法委員（基隆長庚醫院血液腫瘤科主治醫師、前癌症希望基金會董事長），以及現任衛生福利部邱泰源部長（台大醫院家醫科民國84年6月開辦6A緩和醫療病房的主治醫師，跟我一樣是家醫科和安寧緩和醫學專科醫師，我民國84年8月被花蓮慈濟醫院派去台大醫院6A緩和醫療病房受訓一個月）。

長官致詞超時演出，早上在601會議室的三場專題演講就只好調整順序和時間。第一場是日本筑波大學Jun Hamano助理教授現場演講，中場休息之後，依序是英國伯明罕大學Keri Thomas教授和台北榮民總醫院家庭醫學部主任林明慧醫師副教授，基本上都是受限在醫療照護領域的安寧療護。林明慧醫師的演講主題就直接用「無邊界的安寧緩和醫療」，她有提到教育和研究，但我覺得可惜的是：沒有跨界到「對民眾的社會教育」。

從安寧療護跨到生死社會教育

下午兩點之後的主題兵分二路，分別在602和603會議室：每個主題80分鐘，中場休息20分鐘，剛好是下午兩點到五點。602會議室依序是「S1.善終之路的連結：醫院與社區安寧合作探討（英文）」和「S2.圓滿不予或撤除維持生命治療及人工營養水

分」。603會議室依序是「S3.從病人自主談神經重症病人之末期判定與安寧緩和收案議題」和「S4.安寧緩和療護與實證醫學議題」。

主題「無邊界的安寧緩和醫療」看來範圍訂得非常大，但是我卻認為：實際上，內容不夠稱為「無邊界」，或者，只能說是把「安寧緩和醫療」擴展到醫療照護領域裡面的「無邊界」，還是只停留在醫療照護體系裏面的狹隘思考。我自己是從「安寧療護」延伸到「生死學」再到「生命教育」，從「安寧臨床醫療」擴展到「學校教育」和「社會教育」。我都說：「人不是身體壞掉才會死，天災、人禍、車禍、意外，死得更多、更快！」

安寧療護鋪天蓋地到遍地花開

早上中場休息時，高以信醫師（他是我的家醫科前輩，卻來花蓮慈濟醫院心蓮病房跟著我學習安寧療護三個月）打手機問我在哪裡？在會場門口找到我問：「最近評鑑委員說：『安寧療護』和『癌症緩和醫療』的區別是什麼？」我說：「有書上概略區分：『臨終照顧（terminal care）』是幾小時到幾天（hours to days），『安寧照顧（hospice care）』是幾天到幾週（days to weeks），『緩和照顧（palliative care）』是幾週到幾個月（weeks to months），這個區別本來就沒有辦法一刀切。」

我再補充說：「現在『安寧療護』和『癌症緩和醫療』有所區別，『安寧療護』是已經沒有治癒性治療可執行，『癌症緩和

醫療」是指在癌症治療過程中，盡力減少病人的受苦。目前有些後期的化學治療藥物，在統計上可能沒有延長生命的效果，但卻可以讓病人在生命最後間段減少疾病症狀的痛苦，也就值得使用。」我說：「這不只是評鑑委員的疑問，連我們安寧緩和醫療專科醫師都沒辦法明確區分。」更別說是社會大眾，如果我們不努力宣導，社會觀念很難改變。

安寧療護和生死學的社會教育

我近年來的感慨：「台灣前輩醫師少做的一件大事，就是醫療常識的社會教育！」因此我近十六年來醫師只是副業，全力推動「安寧療護和生死學的社會教育」。我在母校高雄醫學大學開設通識選修課程「生死學與生命關懷」已經第17個學期，我把「安寧療護身心靈陪伴」開成通識選修課程完成1學期。我在北高雄社區大學開設收費網路課程已經三年，主題從安寧療護到預防保健、臨終關懷到生死教育等，課程至今尚未重複。

「新冠肺炎」疫情之後，許多現場演講為防疫而被迫取消，但我卻開始在天主教高雄聖功醫院，對兩個月一梯次的PGY醫師演講安寧療護主題。我在「高雄市張啓華文化藝術基金會」的「華會館」辦公室，前(111)年開始用「google meet」開設免費的網路課程，就是為了進行「安寧療護和生死學的社會教育」。我常說：「我們現在的身分都只是暫時借用的，我們最真實的身分是：有一天，我會變成家屬，我的親人會活到末期；最後，我自

己會成為末期病人！」

因此，所謂「無邊界的安寧緩和醫療」，應該推而廣之！在場所方面：要進入醫療院所的各個醫療專科，包括「居家醫療」、「在宅醫療」與「安寧居家療護」，這是指病人出院以後所住的地方（包括長照機構、榮民之家和老人之家）都可以去做的服務。在對象方面：不該只是癌症末期或疾病末期，更要包括所有生命末期。在觀念方面：不是等到自己或親人已經末期再來了解，而是推動「社會教育」，讓所有「健康者」都能未雨綢繆，趁早學習「安寧療護與臨終關懷」。

【許禮安補註】
還有社區關懷據點、巷弄長照站和樂齡大學需要去推廣宣導！

許禮安113-10-13（日）午時起稿/申時完稿/
台北張榮發基金會國際會議中心6樓601和603會議室

第三部分

安寧療護與長期照護

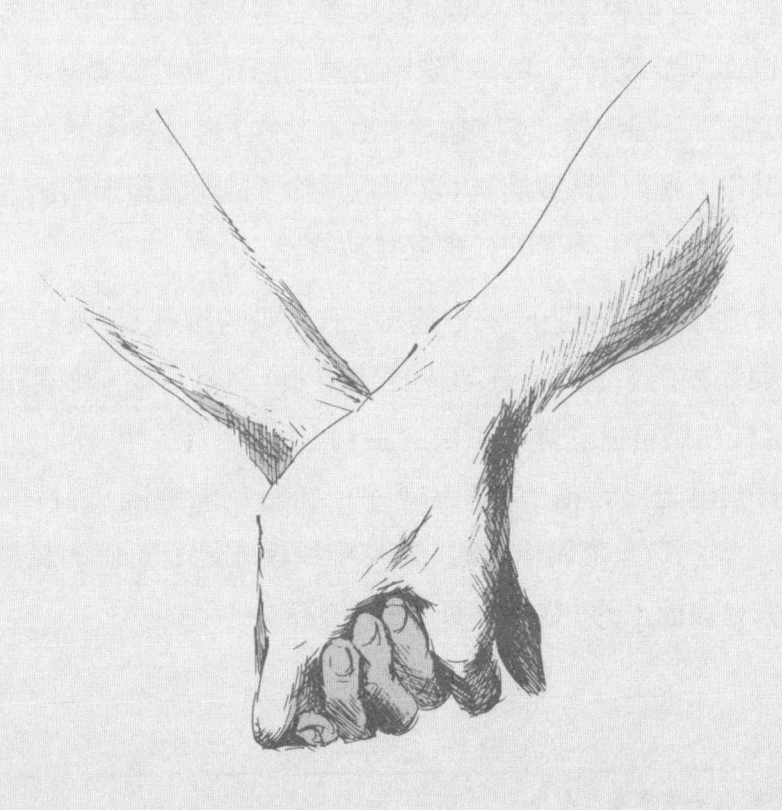

參觀病房與負面心情

我回母校高雄醫學大學開設「生死學與生命關懷」通識選修課程，固定在週二下午三點到五點的七、八堂課，上下學期都開課，現在已經連續四年進入第八回合，本週是第十一週，主題是：安寧療護與緩和醫療。有兩位好奇的學生在後測心得裡面提出問題。

首先，有位學生問：「我也想參觀安寧病房，請問是想參觀就可以進入參觀嗎？」我在《安寧療護的顛覆思考與經驗談》寫到：高醫的心圓病房（安寧病房）拒絕參觀，這是我不想承認母校的其中一個原因。我認為：安寧病房除了是要服務末期病人和家屬之外，還有生死學的社會教育功能。

當然，為了不要造成安寧病房工作人員的困擾，以及對末期病人與家屬的打擾，最好事先提出申請，訂好日期、時間和人數，這樣我們可以安排志工來解說，而不會因為工作人員正忙，你只好自己走馬看花。俗話說得好：「外行的看熱鬧，內行的看門道。」讓內行人帶領你參觀，對安寧療護才能有正確的認識，而不只是表面上的「這裡好豪華、好漂亮」。

這是指「不急」的參觀，另一種則是親人甚至自己有需要，考慮轉入安寧病房，當然要先來參觀一下環境。這時候安寧團隊就要能隨時「接變化球」，儘可能當下進行解說與介紹，並且同時可以了解病人的狀況與家屬的需求，以便在轉入安寧病房之後，可以快速安排專業資源給予滿足。

我以前在安寧病房會自己帶著訪客導覽解說，因為這是他們自己送上門來，我當然要趁機好好的「洗腦」，以免他們帶著錯誤的資訊或偏差的印象離開。後來，我就訓練安寧志工可以導覽解說，同時可以讓志工更了解安寧療護，畢竟「可以講給別人聽懂」比起「只有自己懂」需要更高等級的程度。

另一位學生問：「有一個說法認為：一群末期病人住在一起，今天左邊的走了，明天右邊的升天了，這樣不是會使病人的心情更不好受嗎？所以，我想請問老師：對於上述的問題，真的會對末期病人帶來負面的影響嗎？如果會，那要如何改變？」

以我二十多年從事安寧療護並且開過兩個安寧病房的經驗，「末期病人」才是末期病人最好的陪伴者，因為他們「共命」，反而我們這些健康者，包括醫護人員、家屬和訪客，跟他們「不同路」。我們還活在健康的世界裡，末期病人雖然心嚮往著健康世界，身體卻帶著他們朝向死亡的彼岸而去。

看著「共命」的夥伴依序離我而去，一方面會擔心下一個可能就輪到我，另一方面則是我不想成為最後一個，因為看著夥

伴都已經解脫，獨留我仍在人間受苦，這是末期病人和家屬跟我們分享的感受。所以，「桃園三結義」裡，劉備、關羽、張飛的「不能同年同月同日生，但願同年同月同日死。」就有這種意味。

再者，我們的末期病人多半都知道自己不會好了，如果疼痛控制做得好，當這些「共命」的夥伴依序安詳自在甚至「含笑而去」，末期病人的心情應該是：原來死亡一點都不可怕，既然夥伴們都可以這樣「好走」，那我就沒什麼好擔心的了。因此，能夠讓一位末期病人沒有痛苦的離去，就可以讓其他的末期病人與家屬都得到安心。

反之，只要有任何一位末期病人是痛苦哀號到死，就足以讓其他所有末期病人與家屬提心吊膽到最終。因此，這是很重要的死亡機會教育，安寧療護是想盡辦法「一個都不能少」的讓所有末期病人能死得安詳。有日本安寧醫師這樣說：不論是居家或安寧病房，臨終者最重要的任務是要能安然死去，這樣可以做為全部家屬的榜樣。

由此看來，你所謂的：「會對末期病人帶來負面的影響嗎？」大概都發生在內科、外科、腫瘤科病房，因為治療到死或是痛苦而死，一定會對末期病人與家屬都帶來負面的影響。而你問的：「如果會，那要如何改變？」就是要對社會大眾推廣宣導「安寧療護」，才能改變過去一整個世代對於臨終和死亡的悲慘經驗與錯誤認知。

許禮安106-11-22（三）亥時/高雄安居

安寧理念宣導何時算成功？

去年三次到高雄市三餘書店，參加「在宅沙龍」當學員，聆聽余尚儒醫師、羅玉岱醫師、陳炳仁醫師的精彩演講之後，終於在新年度的開始（107年1月19日），高雄市的首場「在宅沙龍」換我主講：「安寧因藝術活得更美好」。

我提到一個觀念：安寧療護理念宣導何時才算成功？我認為：至少要有以下兩種情況才能算是成功。

一、當醫院的會診單（照會單）的會診原因（理由）寫的是：「病人要求」！

以我二十多年安寧療護經驗，過去第一階段會診單寫的是「轉床」，意思是：「病人太多，轉一、兩個給你。」因此，轉來的都是難照顧的，包括：沒有家屬的獨居老人、有家屬但意見多或不合的、傷口又大又爛的。

第二階段的會診單寫的是「家屬要求」，意思是：「主治醫師雖然不想會診，但是家屬已經提出要求，於是被迫不得不會診。」經常病人還是被蒙在鼓裡、不明究理的。

一旦進入第三階段，會診單寫的都是「病人要求」，一方面

表示病人都了解與接受安寧療護,並懂得主動要求更高品質的照顧模式;另方面這才符合安寧療護「尊重自主權」的原則。

過去二十多年來,我至少看過數千張會診單,寫「病人要求」的加起來只有個位數。所以,安寧療護觀念宣導還需要更努力!

二、當有一天,我去看會診時,不用擔心被趕出去,可以光明正大地講出「我是安寧專科醫師,來看有什麼可以幫忙的」!

我長年以來都要假裝說:「我是專長做疼痛控制的醫師,主治醫師要我來幫你調止痛藥。」因為不只是病人和家屬對安寧療護非常不了解,甚至連其他科的醫護人員都對我們有成見。

以前我在某慈善醫院工作時,曾去外科病房探病,是某位熟識的師姊要動個小手術,結果走到護理站,醫護人員問我:「許醫師,你今天來看誰啊?」我說:某師姊。當下對方驚恐的說:「某師姊又不是末期,你為何要來看她!」似乎因為我只看末期病人,因此被我看到的都會變成末期,我當下感覺自己好像被當成是披著黑斗篷、拿著大鐮刀的「死神」形象代言人。

以前在某慈善醫院其他病房還有一種傳聞:「那個許醫師是不是因為在安寧病房待久了,看起來元氣都被吸光了。」我聽到大笑。可能因為我以前比較瘦,加上長期值班看起來有氣無力,是屬於「積勞成疾」的那一型。可是如果連專業的醫護人員都認為安寧病房是可怕的,就不能怪社會大眾無法理解與不能接受了。

許禮安107-01-26(五)亥時/高雄安居

安寧療護宣導是社會觀念改革

今年107年1月19日晚上到高雄市三餘書店，高雄市首場「在宅沙龍」是我主講：「安寧因藝術活得更美好」。

我提到：安寧療護理念宣導是在進行社會觀念的改革。

現任台北市立聯合醫院總院長黃勝堅醫師是台北市長柯文哲醫師手下大將，黃院長演講時曾舉例（我回憶的，不是原聲帶）：「召開加護病房照顧會議時，跟一群家屬說：這病人救回來最好狀態只是植物人，問家屬要不要急救？前排家屬都不吭聲，後排就有人嗆聲：騙肖仔，當醫生怎麼可以見死不救！黃醫師接著問：請問救回來變植物人，是你要照顧或出錢嗎？對方就會閉嘴。」

前排家屬不敢吭聲，因為假如敢明講說「不救」，其他家屬可能就會異口同聲的「射箭」說：「你就是不想照顧」或「你分明想要早點分遺產」。於是，最親近、最有決定權的家屬就只能不講話，以免讓自己成為「箭靶」。

如果我這二十多年來推動的「安寧療護與生死學的社會教育」，能夠成功改革社會大眾的觀念，變成：「堅持要急救到底

的家屬，擺明和親人有深仇大恨，非得折磨他到死為止不可」，或是「堅持急救到底的家屬，應該是可以領到親人的月退俸，所以不能讓他太快死掉」。於是，大多數的家屬就敢直接喊出：「不要再做急救了！放手讓他好走吧！」

重點在於對生命的態度，應該是在意識清醒的時候思考與決定：你是「好死不如賴活」或是「賴活不如好死」？假如你選擇願意「賴活」，我合情合理合法急救到底；但如果你只想要「好死」，不要再被「拖磨」，簽署好「預立意願書」，我就應該尊重你的決定。

現在家屬多半還是要求醫護人員隱瞞末期病情，共同欺騙病人說會好，不趕緊詢問病人的意願，家屬都會說：「我是為他好」，我認為：這是「以善意為壓迫」。等到病人昏迷之後，沒辦法詢問當事人的意願，家屬多半希望可以讓親人「賴活」，卻不知道如果還清醒時詢問他，大多數的病人都希望「好死」。

有些家屬是因為對醫療無知，不瞭解「急救（心肺復甦術）」是怎麼做的，等到看到那種幾近殘忍的行為加在親人身上，最後甚至是慘死的下場，然後才深覺後悔：「早知道會死得這麼慘，當初就不會要求急救。」

我那天演講現場回答提問時，當場想到：「各大醫院加護病房外面牆上或是家屬休息室，應該用電視螢幕連續播映急救影片，讓外面等待的家屬先看到什麼叫做急救，等一下醫師召開家

庭會議說明就可以更省事,而且這是機會教育與社會教育。」畢竟社會觀念改革必須多管齊下,不是一朝一夕就能成功。

許禮安107-01-26(五)亥時/高雄安居

不一定要有安寧病房？胡說八道！

　　最近有些「對安寧療護無知」的人，或是「沒有真正做過或在做安寧療護」的人，到我的臉書「大放厥詞」說：不一定要有安寧病房，只要做好「安寧居家療護」和「安寧共同照護」就夠了！我不能自大的說這些人都在「班門弄斧」，但是以我從事安寧療護二十三年的經驗，到我的地盤來胡說八道，也不算算看自己在安寧療護的經驗值，根本就是「外行人說外行話」！

　　真正從事過「安寧療護」的人應該就知道：「安寧居家療護」服務，醫師、護理師沒辦法隨傳隨到，病人在半夜急性疼痛的時候，就算有二十四小時服務專線，也只能叫家屬送急診打止痛針。如果你有本事在三更半夜飛奔去末期病人家裡，幫他打嗎啡止痛針，或是你在門診膽敢開立嗎啡止痛針，讓病人帶回家使用（我以前經常這樣開過），你才有資格來跟我討論「安寧居家療護」。

　　「安寧共同照護」是該科主治醫師決定用藥，我就算會診單回覆建議如何使用或開立嗎啡止痛藥，如果主治醫師不採用或不開立，我不能自己動手去開立，我是根本拿他沒轍。如果轉成

向該科借床，由我擔任主治醫師，醫護人員訓練是治病救命優先，當其他病人都在治療甚至要救命時，請問護理師會不會優先去幫痛苦哀嚎的末期病人打止痛針？抱歉做不到！

曾經有安寧前輩說：「一般病房（內外科）應該也可以做好安寧療護。」我認為這是強人所難：護理人力不足、設備不足、優先處置事項不符合。只有在安寧病房裡，疼痛控制才可能成為最優先。二十多年來我照顧過的兩、三千位末期病人，可以一直接受「安寧居家療護」在家善終的只有個位數，絕大多數末期病人都是因應病情變化：暫時穩定就回家接受「安寧居家療護」，病情急遽惡化就住院「安寧病房」調整疼痛控制與症狀控制藥物，這樣來回照顧。

我早在二十三年前開始從事安寧療護時，就已經寫下這段文字：「安寧居家療護必須與住院安寧療護結合，才能提供病患與家屬完整而全程的照顧。二者缺一，則如鷹之缺翼，縱使能飛也難達目標。」收錄在絕版書《心手相蓮—安寧療護入門》（花蓮慈濟醫院印行300本，民國85年8月心蓮病房啟用時發行）

許禮安107-08-17（五）七夕情人節辰時
高雄市張啟華文化藝術基金會

不插鼻胃管就不能打點滴？

　　民國105年通過的「病人自主權利法」，即將在明（108）年1月6日開始施行，其中「預立醫療照護諮商」除了討論是否要「插氣管內管」外，還包括「插鼻胃管灌牛奶」和「打點滴」的決定，法律名稱是「人工營養及流體餵養」。

　　衛生福利部在光輝十月公告「預立醫療照護諮商」的填寫格式「預立醫療決定書」，我發現一個大問題：「人工營養及流體餵養」不能分開選項「插鼻胃管灌牛奶」和「打點滴」進行單項選擇。因此，當你將來一旦末期時拒絕被插鼻胃管，同時也就拒絕被打點滴。

　　我在演講時問大家，確實絕大多數人都不想被插鼻胃管，可是我猜應該大多數人都可以接受被打點滴。畢竟，我在家醫科門診有許多病人，就連不會發燒的普通感冒都要求要打點滴。最常講的話是：「醫生，幫我打點滴，這樣感冒比較快好！」

　　不管幾歲、不管什麼病，只要還能吃喝，就可以喝水吃藥。我都跟老人家開玩笑說：「你現在可以吃喝，盡量不要打點滴！你血管先留著，我保證你將來會有打不完的點滴啦！現在把靜

脈血管都打到壞掉，將來需要打點滴卻找不到血管，你就麻煩大了！」

現在官方「預立醫療照護諮商」的「預立醫療決定書」格式裡面，「人工營養及流體餵養」是單一選項，當你將來末期時，不想被「插鼻胃管灌牛奶」（流體餵養），就同步決定不要被「打點滴」（人工營養）。以台灣人喜歡打點滴的錯誤習性來看，我覺得很有問題。

不過，在「病人自主權利法」宣導與「預立醫療照護諮商」門診試辦三年之後，眼看即將正式上線，我不是官方，也沒時間去受訓，沒資格開設「預立醫療照護諮商」門診。只是想提醒第一線的安寧專科醫師與護理師，可能要準備面對這個明顯的大問題。

許禮安107-12-02（日）午時/高雄市張啓華文化藝術基金會

為省錢寧可被插鼻胃管灌牛奶?

　　民國89年通過的「安寧緩和醫療條例」,在台灣已經施行十八年,免費的「預立意願書」(全名是「預立安寧緩和醫療暨維生醫療抉擇意願書」)同樣也施行十八年。我去演講時現場調查,發現絕大多數人都不想被插管(氣管內管)、不想死得太痛苦,可是已經簽好「預立意願書」的人多半只有個位數。

　　醫護人員可能知道有「預立意願書」,甚至每天追著要末期病人簽署,可是自己卻不肯或尚未簽署。我去高雄師範大學和國立中山大學演講,發現大學教授都不知道:不想被插管就必須簽署「預立意願書」。我今年去高雄市立殯儀館對四、五十位殯葬業者演講,結果一樣都不想被插管,但卻只有一位簽好「預立意願書」。

　　更別提一般民眾都希望不要被插管,但是卻都不知道需要預先做這個動作:簽署「預立意願書」,因為絕大多數人都沒聽過「安寧緩和醫療條例」!醫護人員雖然可能聽過「安寧緩和醫療條例」,但是連加護病房的護理師都誤以為:「許醫師,你們安寧病房的醫護人員懂就可以了,我們不用知道。」

民國105年通過的「病人自主權利法」，即將在明（108）年1月6日開始施行，其中「預立醫療照護諮商」除了討論「插氣管內管」外，更包括「插鼻胃管灌牛奶」和「打點滴」，法律名稱是「人工營養及流體餵養」。我今年演講時問大家：「將來不想被插鼻胃管灌牛奶的人舉手？」結果竟然和不想插氣管內管的人幾乎一樣多！

　　我說：「大家都不想被插鼻胃管，可是今年調查：全台灣安養機構的住民被插鼻胃管的比率竟然高達94%，全世界最高，這是台灣之光！還是台灣之恥呢？」可是「預立醫療照護諮商」門診據說要自費兩千元到四千元，我演講時公開詢問：「你願意自費兩千元，讓自己將來不會被插鼻胃管嗎？」發現大部分人都拿不出兩千元！

　　我開玩笑說：「你們為了省這兩千元，寧可將來被插鼻胃管灌牛奶灌到死？」大家相對無言。我接著說：「健保署為了節省這兩千元的健保費用，寧可讓大家被插鼻胃管牛奶灌到長命百歲？這樣將來每位病人可能要多花兩萬、二十萬、甚至兩百萬的健保醫療費用！請問到底誰是笨蛋啊？」

【病主法將上路／善終入場券要2~4千？拚健保給付】
台灣醫療改革基金會去年調查發現，高達七成六的民眾願意接受「預立醫療照護諮商」，但若告知他們諮商要付費2000元時，原本有意願的人就去了將近六成、只剩四成四的人有意願參加。
https://udn.com/news/story/7266/3412128

許禮安107-12-02（日）巳時/高雄市張啓華文化藝術基金會

安寧居家與在宅安寧

健康到老・善生善別

　　我4月28日週三搭自強號火車從高雄到彰化，曾馨葵老師邀我到彰化市文心街的「延平社區活動中心」免費公益演講和座談，下午1400-1600「健康到老・善生善別─安寧療護與病主法」座談會，前一小時由我演講「認識預立醫療照護諮商：談安寧條例與病主法」，後一小時則是兩位來賓分享（記者王常怡小姐和王采硯居家護理師）和問答（Q&A），現場來了大約百位社區長輩以及有興趣的朋友。

　　彰化市延平社區發展協會總幹事薛富利先生告訴我：他們完全沒有申請政府補助，大家都笑他是傻瓜。理事長黃正生先生在場全程聆聽，不像一般長官只是開場致詞就離開，他甚至沒致詞，但卻有強大的存在感。經常在臉書關注我但很多年沒見面的陳玉矸師兄，大力捐款助印《活著的權利─安寧療護全方位學習》的黃淑端小姐（全球華人乳癌組織聯盟執行委員會理事），都來坐在第一排參加。

為什麼不推廣「在宅安寧」？

第二小時的後半段，有幾位朋友提問，我在當天帶在火車上閱讀的書《比小說還離奇的12堂犯罪解剖課》後面，寫了一些關鍵字提醒自己。不過，因為我記憶力不好，沒有能力還原當場的提問和回答，只能算是事後回顧與補充說明，讓沒有機會現場參加的讀者看到和學到。很難得的是現場有專人全程錄影，這是讓我很驚訝的行動力，更期待很快就可以在網路上看到播出影片。

有人問：為什麼不推廣「在宅安寧」？讓大家都可以在自己家裡得善終，這樣就不需要加開安寧病房。我說：如果末期病人都不會有任何痛苦，當然就一定可以在家裡面得善終。可是，大家認為有這可能嗎？末期病人不管是在醫院或在家裡，如果沒有安寧病房，或是回家沒有接受「安寧居家療護」，最後大多數末期病人的結局，可能會是痛苦哀號到死，家屬絕對無法忍受這樣的過程。

我接著說：不管你要稱它是「安寧居家」或「在宅安寧」，首先要有醫師會做「疼痛控制」、負責開立止痛藥。在安寧療護裡面，醫師負責「疼痛控制和症狀控制」，護理師負責「舒適護理」，這樣才能讓末期病人免於受苦，甚至可以有良好生活品質的一直活到最後。其次是家屬和社會觀念，要能容許末期病人在家裡死亡。我越來越常看到的訊息是：子女不讓長輩死在家裡，說這樣房子會變「凶宅」。

我很感慨的說：以前老一輩的觀念是「借人死，不借人生」。據說是因為：「借人死（房子借人死在裡面）」可以帶走自家的穢氣，讓家裡少死一位，但是「借人生（房子借人在裡面生產）」則會用掉自家的喜氣。可是現代卻變成：父母想要死在自己買的房子，還得顧慮子女的想法，又不是子女買的房子，還要計較你留給他的「遺產」會跌價！我不客氣的說：「你養出這種小孩，不如趁早把他捏死！」

最後我說：多數醫師不想去家裡看病人，因為不划算。我算給你聽：我在門診看病人，健保給醫師診察費兩百二十元，半天可以看三十位，就有六千六百元，再加上開藥、開檢查，說不定業績超過六萬六千元。我到病人家裡看「安寧居家療護」，健保只給醫師訪視費一千元，而且半天只能看三位，醫師只得到三千元業績。台灣的醫師都很聰明、算術都很好，只有像我這種傻瓜才會喜歡去家裡看病人。

健保沒規定所有醫院一定要提供「安寧居家療護」服務，健保制度不鼓勵醫師去做「安寧居家療護」，絕大多數醫院卻都鼓勵醫師要拚業績。如果你對既成事實一無所知，知道後又不願挺身而出去爭取和改變現況，請問：你和親人將來怎麼有可能「在宅安寧」得善終？

「醫療資訊」應該要透明化？

另一位一次問三個問題。我都說：我記憶力不好，當你問到

第二個問題時,我就忘了第一個問題。其一是:「醫療資訊」應該要透明化。我說:「我近年來最大的感慨:前輩醫師少做的一件大事,就是醫療常識的社會教育。」光從「病情告知」來說,過去當家屬要求不要告訴病人病情,醫師就免除法律責任,合法可以不用告知病人。而且病人會死掉,家屬會活著繼續告醫師,醫師當然得聽家屬的話。

全台灣幾乎都是「血汗醫院」,醫療體系把醫護人員操到過勞,連講話都能省則省,因為浪費時間又沒業績。多數醫師不講話,醫師診察費兩百二十元;我要講:病情解說、預防保健、健康教育、醫療常識,醫師診察費一樣是兩百二十元。如果你當醫師,你要當哪一種?醫師開越多檢查和藥品,才會有更高的業績,我早就預言:「台灣醫師將來只要會講三句話就夠了:去做檢查、回去吃藥、下一個。」

過去當病情危急需要急救,醫師跟家屬說:「你的親人現在有生命危險,需要插管急救,不救會死!要不要救?」聽到這裡,家屬誰敢說不救?誰敢說讓他死?醫師還有些話一直都省略沒講:「不救會死!但是急救也不一定救得活,而且說不定會死得更悽慘、更痛苦!要不要救?」如果醫師願意完整說出口,家屬的決定可能會改變。請別忘記:不做插管急救,就會減少業績,這是「基本人性」。

其二是應該從學校教育著手。我說:我在高雄醫學大學教「生死學與生命關懷」,死亡觀念的建立是在六歲到十二歲,要

從國小教育開始。我藉由「高雄市張啓華文化藝術基金會」舉辦「本土生命繪本暨動畫創作徵選活動」共四屆，陸續把得獎繪本製作成「本土生命繪本」一套七本義賣和推廣。這些都是衛生福利部和教育部應該要做的事，如果政府不積極推動，民眾冷漠不關心，如何能夠得善終？

「安寧緩和醫療條例」已經施行二十一年，有一張免費的法律文件「預立安寧緩和醫療暨維生醫療抉擇意願書」（用頭尾簡稱「預立意願書」），可以在你將來被兩位主治醫師診斷為疾病末期時，啟動法律效力，保障你自己不會被插管、電擊、接呼吸器。大部份的人都不知道要簽署，甚至聽都沒聽過。可是，現在醫界認定：只要你沒簽署「預立意願書」，不管再怎樣末期，都一律要插管急救！

衛生福利部和健保署不努力對民眾宣導「預立意願書」，因為免費，醫院更不會努力對病人和家屬宣導。明明大家都不希望自己將來被插管，可是家屬都要求醫師對末期病人插管。免費的「預立意願書」二十一年都不知道要簽署，你就不要問我：要花三千元或三千五百元，只施行兩年的「病人自主權利法」和「預立醫療決定書」！如果你連免費的都懶得簽署，將來被插管急救只是正常程序，別怪我沒有提醒你！

我苦口婆心被當耳邊風！

我當醫師到今年滿三十年，從事安寧療護已經二十六年，後

面十多年來，我努力推動「安寧療護與生死學的社會教育」。同樣的事，我反覆的寫；同樣的話，我反覆的講。我苦口婆心的提醒大眾：趁早為死亡這件必然的將來預作準備。你聽過、看過之後，要不要立刻採取行動，我管不著；將來你萬一被插管，痛苦哀號到死，我也救不了。你如果把我的話當成耳邊風，將來就只好活該受苦，不用怪別人。

許禮安110-05-01（六）巳時、午時完稿/高雄安居

世界安寧日與雙十國慶

三個和「生死照顧」有關的節日

今天我想要介紹三個和「生死照顧」有關的節日,依照月份順序分別是:五月十二日的「國際護師節」,十月第二個週六的「世界安寧日」(今年是在雙十國慶日的前一天:十月九日),以及和「國際護師節」剛好相隔半年,十一月十二日的「醫師節」。為了幫助大家聯想和記憶,我就用:五月的「國際護師節」和母親節,十月的「世界安寧日」和雙十國慶,以及十一月的「醫師節」與瘋狂購物節,來分段解說,好加深你的印象,到時候才會記得做出相對應的行動。

五月的「國際護師節」和母親節

先來說五月十二日的國際護師節。「國際護師節」是以南丁格爾的生日訂定的節日,她出生於1820年5月12日,她很年輕的時候就覺得自己快死了,所以把全部的力氣用在最重要的事情上,結果足足活超過九十歲,死於1910年8月13日。我稱她是護理界的「祖師奶奶」,我對護理師演講時問過,幾乎沒有護理師想

要活那麼久。但是南丁格爾做的事情並不是只有護理而已，她還是統計學家、公衛學家。南丁格爾說：「醫療改革是我人生的最後一場戰爭，到死為止。」

我常說：五月不是只有母親節而已，母親節是第二個星期日，但是在母親節前後有個節日是屬於：當你生病的時候，代替媽媽照顧你的專業人員，俗稱「白衣天使」，就是護理師。你這輩子或許從沒生過病看過醫師，但是一定會被護理師照顧過，至少在你小時候，幫你打預防針的就是護理師！我都說：當下的感謝不算數，因為人質在她們（或他們）手上。大多數人都不曾在恢復健康之後，感謝照顧過你的護理師。我們似乎都活得太過理所當然，甚至不知道要感恩。

所以五月慶祝（或紀念）母親節的時候，請你同時記得五月十二日的國際護師節，請你記得對曾經照顧過你、讓你永保安康的護理師說聲「護師節快樂！」我常說：如果我們沒有給醫護人員「人性化的對待」，醫護人員當然就給不出「人性化的照顧」，將來會倒楣的就是必然成為病人與家屬的我們大家！台灣現在絕大多數的醫院都是「血汗醫院」，如果想要改變這種惡性循環，我們就必須啟動善的循環。你的一聲感謝，或許可以讓護理師更有人性的對待病人和家屬。

十月「世界安寧日」和雙十國慶

今年10月9日就是「世界安寧日」。西元2005年英國「Help

the Hospices」提倡：訂定每年十月第二個星期六為「世界安寧日」(World Hospice and Palliative Care Day)，獲與會者支持通過；自此每年都有超過70個國家地區在這天共同為「安寧療護」發聲。「世界安寧療護聯盟(WHPCA)」公告2021年「世界安寧日」主題是：「安寧平權～每個生命都重要(Leave no one behind - equity in access to palliative care)」，直譯：「沒有人被遺落在後─獲得緩和照顧的公平性」。

「世界安寧療護聯盟」今年特別以「平權」為世界安寧日核心，揭示全球安寧療護資源的不均，特別在發展中國家、新生兒、兒童和年輕人、無家可歸者、LGBTQ+（不同性別認同傾向者）、身心障礙者、受刑人、生活在人道危機處境者、老年人、愛滋和結核病感染者，以及受COVID-19影響的人，「安寧緩和醫療」資源取得格外需要被重視。「世界安寧療護聯盟」強調：中低收入國家的新生兒、兒童及年輕人，在目前「安寧緩和醫療」策略中更為弱勢且不平等，亟需共同關注。

在許多國家，「安寧緩和醫療」並未被涵蓋在健保醫療體系，獲得的資源與經費遠遠不足，可能會導致多數人都「不得善終」！每年「世界安寧日」都在呼籲世人：共同重視全球「安寧緩和醫療」的不足或不均。可惜在台灣，「世界安寧日」經常落在「雙十國慶日」前後，新聞版面都被慶祝活動給占滿，很少媒體會報導「安寧療護」議題。在台灣，獲得高品質的醫療已是「巧婦難為無米之炊」的健保難題，但我們更要強調：「安寧療護」

在醫療裡面應該是基本人權！

十一月「醫師節」和瘋狂購物節

十一月十一日（雙十一）本是中國大陸（我都叫「中共」）發起的「光棍節」，因為情人節總是成雙成對的讓光棍傷心，台灣人哈日又哈美，一年要過三個情人節（其實商人希望每天都是情人節！）：國曆二月十四日的「西洋情人節」，一個月後三月十四日的日本「白色情人節」，以及中華文化農曆七夕的牛郎織女相會的「七夕情人節」。對抗情人節的「光棍節」，不知道從何時開始被電商炒作而變成「瘋狂購物節」，阿里巴巴、天貓、淘寶，是我印象中的始作俑者。

台灣的「醫師節」是訂在國父孫中山醫師的生日，我之前在演講時問大家：「十一月十二日是什麼日子？」幾乎沒人知道這天是「醫師節」，偶爾有人會說國父逝世紀念日（其實是三月十二日植樹節）。甚至連護理師都不知道醫師節是哪一天，就像很多醫師並不知道國際護師節是哪一天一樣，這兩個在職場上最密切合作，共同為病人健康而努力的專業人員，節日剛好相隔半年。我當醫師到今年滿三十年，前面二十多年從來沒有人跟我說「醫師節快樂」！所以這個醫師很不快樂，很早就不想要當醫師！

我現在請大家在「瘋狂購物節」的隔天，記得跟醫治過你的醫師說聲「醫師節快樂！」我都說：「你跟醫師說醫師節快樂，醫

師會不會開比較好的藥給你？很抱歉不會！醫師再怎樣不快樂，該開的藥一顆都不能少，但是你的一句醫師節快樂，可以幫醫師充電，讓醫師撐久一點。」我說：台灣認真的醫師只有兩個下場：做到過勞死，或是當醫界逃兵，將來就是剩下來的醫師要負責醫治你。你現在不對醫師好一點，將來還會有醫師對你好嗎？我不知道，你自己等著看吧！

許禮安110-10-02（六）戌時初稿/高雄安居
許禮安110-10-04（一）亥時定稿/高雄安居

拓展台灣的善終境域

安寧視訊與文化弱勢

今天10月16日週六全天九點到下午五點，是「台灣安寧緩和醫學學會」的「110年年度大會暨學術研討會」，今年的主題是「拓展台灣的善終境域」。因為疫情影響，全程採用Cisco Webex視訊方式進行，讓我可以省下高鐵高雄台北來回的車資新台幣三千元，而且不用早起風塵僕僕趕車北上，直到天黑才能回家。我建議以後可以採用「現場」和線上並行，這樣中南部的安寧醫師就可以節省交通費用與時間，好整以暇而能全神貫注的參加研討會。

早上是大家共同參加而不分場，有三個主題，包括：劉越萍司長講「第九期醫療網中安寧緩和醫療之規劃」，日本Tatsuya Morita教授講「Evidence-based Palliative Care:What is a Research for Clinicians?（實證緩和照護：什麼是臨床醫師的研究？）」，以及華人David Hui副教授講「Timely Palliative Care for Patients with Cancer:Prevention is Key（對癌症病人的限時緩和照護：預防是關鍵）」。日本教授講日語，畫面底下有中文

翻譯，華人洋教授講英美語就沒有翻譯。我感受到中文在台灣的文化弱勢，或者說是英美語在台灣的文化強勢。

社區安寧與青年醫師

下午兩點到五點分成兩段各八十分鐘，我參加第三和第四的單元，以下我捨去長官頭銜，包括醫院主任和診所院長等，一律稱呼為醫師。第三單元(S3)主題是「社區安寧緩和醫療」，兩場主講加回應：陳蕙雅醫師講「一日居醫，終生安寧」，翁益強醫師回應「專業、即時，社區安寧：多元族群的善終照護模式」；陳英詔醫師講「居家安寧的急症處置社區診所的可能性」，張賢政醫師回應「整合社區安寧照護網絡以拓展善終境域」。綜合座談時多了王維昌醫師。

第四單元(S4)是「多元視角下青年安寧緩和醫學專科醫師的發展之路」，四位年輕世代安寧醫師各講十五分鐘：徐愫萱醫師講「漫步在城市與田野間：一個安寧醫師的遇見」，謝至鏗醫師講「安寧場域的人類學視角」，謝宛婷醫師講「青春住了安寧，歲月佐了法律」，黃馨葆醫師講「一生懸命的安寧會診學」。黃馨葆醫師引用法鼓山聖嚴師父的話：「佛法這麼好，知道的人這麼少，誤解的人這麼多。」我很早就模仿說：「安寧療護這麼好，為何知道的人這麼少！」

心靈陪伴與醫療人類學

新加坡的林慧文醫師在聊天室寫了一段文字，她是我以前在花蓮慈濟醫院心蓮病房的同事，我沒有存檔而且記憶力差，無法照抄，大意是：安寧療護專業人員需要心靈的陪伴與照護。另外有醫師寫道：青年醫師需要安寧前輩的支持。我現在覺得：不能光靠別人的陪伴、照護與支持，必須自己先進行靈性修練，才有可能對末期病人做到靈性陪伴；而且俗話說「靠山，山會倒；靠人，人會跑」，終究得自立自強和自生自滅。

安寧療護一向強調「尊重自主權與個別差異」，並不是只有對末期病人才這樣，應該是對於同道、同行、同伴（工作夥伴）都要這樣。尊重每個人的個性和專長，既要欣賞自己的與眾不同，也得尊重別人的個別差異，走出自己的專業之路。有醫師問說：如何解決醫學與人類學的衝突？我認為：這兩者根本就沒有衝突！我在聊天室寫著：本來就有「醫療人類學」，而且還有「醫療現象學」，應該說「醫學是人類學的一部分（或者說：醫學本來就包含在人類學裡面）」。

可惜多數醫師只知道醫學，就像我醫學系同學（現在已經是某醫院副院長）說的：「我自從醫學系畢業以後。就再也不看醫療以外的東西！」然而，多數病人卻不懂醫療以內的東西，因此醫師講的話經常讓病人聽不懂，這是「見樹不見林」，關在象牙塔或閉門造車，導致「秀才遇到兵，有理說不清」和「雞同鴨講」。

早期介入與社會教育

林慧文醫師在聊天室寫道：要做醫學教育，要早期介入病人的安寧。我卻寫說：「應該要推動安寧療護和生死學的社會教育，這比早期介入病人的安寧還要更早期！」我認為：要在健康教育當中注入安寧療護的基本觀念。我寫道：其實很羨慕青年安寧醫師很幸運可以上台分享經歷。想到我剛開始從事安寧療護時，根本就沒機會上台分享開創安寧病房的心路歷程！令人悲傷的是：時間已經過去二十六年，我依然還是沒機會上台分享我的心路歷程啊！

我都開玩笑說：「好漢不提當年勇。像我常在提當年勇，當然就不是好漢啦！」想當年接下任務，籌備一年之後開創的花蓮慈濟的心蓮病房（安寧病房），今年已經過完二十五週年。可能因為我個性不擅長社交，從來就沒大沒小，容易得罪大老，於是只能自己創造機會：自己接演講、寫作進而出書。當年因為開辦安寧病房，而幫自己創造一個主治醫師的職缺，算是「傻人有傻福」。後來因緣際會，走入對社會大眾宣導安寧療護的階段任務，轉眼已經十三年。

藉由高雄市張啟華文化藝術基金會，舉辦「全國安寧療護繪畫比賽」總共十四屆，開始「安寧療護行動美術館」得獎畫作巡迴展覽十二年總共五百場次，舉辦「本土生命繪本暨動畫創作徵選」共四屆，舉辦「關懷陪伴徵文活動」共四屆，我開班演講安寧療護，舉辦安寧療護研習課程。當台灣安寧緩和醫學界在談

「安寧療護的跨界」時，只是跨進醫院的其他醫療專科；談「擴展台灣的善終境域」，只有早期介入病人的安寧；我卻已經致力推動「安寧療護與生死學」的社會教育十多年。

看起來，我好像已經走得太前面了！

許禮安110-10-16（六）有感而發/亥時完稿/高雄安居

沒有末期不能安寧療護？

半夜兩點傳來的簡訊

今天12月12日凌晨（半夜）兩點，我被一通簡訊吵醒，因為過去長年在醫院值班，一向對電話聲響非常敏感，只好起來尿尿，順便回撥手機「答客問」。我的手機號碼0955-784-748早已公告在臉書和部落格，已經二十多年來都是24小時開機的「安寧諮詢專線」。請注意：我還在繼續使用「智障型手機」，因為不能上網，沒有使用LINE，我的手機只能打和接電話以及傳收簡訊而已。

簡訊內容如下（為尊重隱私權，我有改寫）：「許醫師您好！可以請教您：我弟弟是一個重度精神病患者，長期住中部ＸＸ醫院，前兩個月因為水腎轉內科治療，後來就接著尿管轉回精神病房。但還是會感染，精神科醫師說要開刀裝導管或是把括約肌打掉，但我覺得都不好。想請問您：他這樣的情況可以用緩和安寧嗎？」

因為是半夜兩點，家人都在熟睡，我到客廳回撥電話。我直接說：「我是許禮安醫師。」對方（女聲）說：「我知道。」我想

在此請問各位讀者:「你覺得這種問題有那麼緊急,不能等到天亮,需要在假日的半夜傳簡訊來詢問嗎?」我想也許是家屬覺得很緊急吧!對方沒說她是誰(我完全不知道對方是誰),對於我的立刻回電似乎沒有覺得驚訝,電話中的回應好像很理所當然的感覺。

不是末期不能用安寧

我一向長話短說,何況在半夜,我說:「精神疾病不是安寧療護的對象範圍,就算是重度精神疾病。必須是癌症或身體器官衰竭的末期,請問腎臟內科有說他末期嗎?」對方說:「沒有。」我說:「那就不能接受安寧緩和醫療。除非你們打算要帶回家照顧,只要你們不送去醫院,醫師就不能去家裡強迫把他抓來開刀。」對方說:「可是我們家沒辦法照顧。」我說:「安寧緩和醫療一樣不能幫你們照顧。」

我一向討厭家屬不想與不願意照顧末期病人,只想找個地方安置或是丟給別人照顧,安寧療護並不是為這種家屬而設立的。我過去經常提醒家屬:「我們安寧病房就算有再多受過足夠訓練、資深的安寧志工,都比不上你們家人的親情陪伴!」我演講安寧療護常說:「末期病人都很想回家,安寧病房就要想辦法讓病人可以儘快回家,不能因為已經末期,就把病人關進安寧病房關到死!」

對方開始跟我講她弟弟在精神病院的事情,似乎想要把

「過去病史」說來話長的傾訴，我趕快打斷她說：「我已經回答完你的問題，請你講重點，現在是半夜兩點，而且我一大早要去台中演講。」對方說：「喔！所以是不能用安寧療護。謝謝！」我就趕快掛電話。我以前長年在值班，處理完事情就能直接昏睡，這次我腦海一直在翻轉，有點睡不著，可是我四點半得起床，五點半就要出門。

安寧療護的社會教育

今天12月12日週日早上09:00到10:40，我應邀到中國醫藥大學英才校區（台中市北區學士路91號），互助大樓4A02教室，演講：從安寧療護談醫療人權。這是我110年第93場，是中國醫藥大學醫學系M61系學會（大學生）舉辦的「第6屆人權醫學領航營」，招生對象是高一、高二學生，大約100名。幸好是老婆大人開車載我，從高雄到台中大概要兩個半小時車程，我還可以在車上補眠。

我是家醫科和安寧緩和醫學的專科醫師。精神疾病要問精神科專科醫師，腎臟疾病要問腎臟內科專科醫師，如果腎臟要開刀（手術）就要問泌尿科醫師。要等到其他科的主治（專科）醫師認定病人已經是末期，才需要、才可以會診安寧緩和醫學專科醫師，來和病人與家屬討論後續的照顧計畫。水腎和泌尿道感染的治療方式要問腎臟內科專科醫師，腎臟要開刀裝導管應該要問泌尿科專科醫師的建議。

我近年來經常感慨的說：「台灣前輩醫師少做的一件大事，就是醫療常識的社會教育。」對於專科治療的疑問，應該要去問專科醫師，病人和家屬對該科的治療有疑問，應該要去問病人該科的主治醫師。我常開玩笑說：「我沒辦法隔空診斷、隔空抓藥！」沒有看到病人就無法評估病況，沒有相關的檢驗和檢查報告，我完全沒有能力做判斷和給建議！何況有時醫師講得很清楚，家屬卻解讀成另外的意思。

主治醫師要負責說明

我不能說這位大姊濫用我的善意服務：我回撥手機如果講太久是我要繳手機費，半夜傳簡訊來詢問這種不是緊急的問題，只花一通簡訊的費用就可以半夜吵醒我，起來回答她的任何問題，不用排隊掛門診，比健保還省事、還便宜。我甚至還要擔心：我的回答會不會太過直接，因此得罪她或讓她傷心，而不滿意我的免費諮詢服務。可是，對病人與家屬說明病情與治療方式，本來就是原科主治醫師的責任。

許禮安110-12-12（日）亥時完稿/高雄安居

從PCR談CPR和ACP與PCA

知道PCR的中文或台語怎麼說？

聽說有急診室的醫師這麼說：「以前急診專門做CPR，結果新冠肺炎來襲之後，急診都忙著在做PCR！」據說有不少媒體記者口誤把「PCR」講成「CPR」。多數民眾在還搞不清楚「CPR」到底是什麼東西之前，就已經被「PCR」鋪天蓋地而來，每天在「中央流行疫情指揮中心」的記者會上，對全國人民疲勞轟炸，大家老早都已經朗朗上口。這兩、三年來，台灣人民幾乎每天都會在下午兩點的記者會聽到很多遍的「PCR」，所以現在台灣人民知道「PCR」的知道比「CPR」的人要多更多。但是，如果你問大家：「請問PCR的中文或台語要怎麼講？」去演講安寧療護時，我敢打賭：講得出來的人，我給獎品。

根據維基百科：「PCR」是「聚合酶連鎖反應」（Polymerase chain reaction，縮寫PCR，又稱多聚酶鏈式反應），是一項利用DNA雙鏈複製的原理，在生物體外複製特定DNA片段的核酸合成技術。中國翻譯成「核酸檢測」，然而，台灣「這個國家」到目前為止，「中央流行疫情指揮中心」竟然沒有能力用中文或台語來

講「PCR」，給「這個東西」一個「統一」的中文名稱或台語讀法！上從政府、下至人民，都只會講「PCR」，無法用「中文」或「台語」來講「這個東西」，很容易讓人誤以為：台灣「這個國家」，其實只是「美國」和「英文」的殖民地罷了！或許本來就是「殖民地」，並不只是「誤以為」而已！

CPR到底是對什麼人做什麼事？

「心肺復甦術」的英文大寫簡稱是「CPR」，C是「心（Cardiac）」，P是「肺（Pulmonary）」，R是「復甦術（Resuscitation）」，「CPR」全名是「Cardio-Pulmonary Resuscitation」。在1960年代開始，用在搶救急性心肺功能停止，包括溺水、電擊、車禍、心臟病發作或其他急性病人，而有機會挽回生命的技術。後來擴大使用在所有即將死亡的病人身上，可是有一群病人是器官衰竭或癌症轉移到末期，救回來是昏迷狀態，用機器撐著「暫時還沒死」，表面上是「延長生命」，但被延長的不是有意義的生命，只有延長病人的受苦。於是，「心肺復甦術」變成一種「死亡前的儀式」，或是「安寧界」說的「死亡套餐」：「插氣管內管、電擊、接呼吸器、進加護病房」，這會讓末期病人「好不了，卻又暫時死不了」，變成是「加工死」或「加工不讓他死」！

「心肺復甦術」的目的到底是什麼？原本這種「急救與維生醫療」，是「解救因急症或外傷而垂死之病患，使其在身體大部

分功能未破壞的情形下,能有機會治療與復原。」因此,以下情況是需要考慮「自然死」,不要再用「心肺復甦術」繼續折磨他的病人:高齡者自然往生;末期癌症病人;多重器官系統衰竭或單一器官衰竭者,如肝衰竭、心衰竭,呼吸衰竭、腎衰竭;其他目前醫療仍無法治癒的疾病,如愛滋病合併呼吸衰竭、末期失智症、運動神經元萎縮症等。台灣每年死亡總人數從前年2020年十七萬三千多人,暴增到去年2021年超過十八萬四千人,以上屬於應該放手讓他們「自然死」,而不是用「心肺復甦術」等「死亡套餐」,把他們「加工死」或「加工不讓他死」,導致他們被折磨到死,每年約有十三萬到十五萬人之多。

ACP是預立醫療自主計畫縮寫?

「ACP」是「Advance Care Planning」的英文字首大寫簡稱,中文的意思是「預先的照顧計畫」,主要用在「由病人自主決定的醫療方案」,稱為「預立醫療自主計畫」,這個用語後來改稱為「預立醫療照護諮商」,是根據「病人自主權利法」而來。我覺得:台灣人超級崇洋媚外,老是用英文簡稱「ACP」來宣傳,我如果把「預立醫療自主計畫」簡稱為「預醫自計」去演講,民眾應該不知道這是什麼「碗糕(台語)」,更何況用英文簡稱「ACP」!這裡是台灣,而且你又不是「阿度仔(台語)」!不論是「預立醫療自主計畫」或「預立醫療照護諮商」,目前牽涉到兩個法律:「安寧緩和醫療條例」(民國89年、西元2000年,公告即開始施行)

與「病人自主權利法」（民國105年公告，三年後108年、西元2019年1月6日開始施行）。

前段提到的「ACP（Advance Care Planning預先照顧計畫）」，又稱為「預立醫療指示」，是指「讓個人在其有行為能力時，預先表達個人的期望與意願，為自身的醫療照護預做規劃，或利用指定醫療委任代理人，在病人失去行為能力時，代理病人做決定」。「預立醫療指示」的基本精神是：「任何有關我的決定一定要有我」！因此必須邀請家人、親屬或朋友，以及醫療團隊共同參與，所有討論的內容需被紀錄成「預立醫療指示（Advance Directive）」，根據「病人自主權利法」，這個法律文件叫做「預立醫療決定書」，而且可隨著每個人的需求，定期回顧醫療指示內容或於需要時進行修訂。這將「有助於醫師所採取的各種醫療措施能符合病人自身的最佳利益，目的在尊重個人自主與顧及醫療決策倫理下，讓病人有機會能參與末期臨床決策，以達到尊嚴死亡與『善終』的目標」。

PCA是病人自控式止痛的裝置！

社會大眾都還搞不清楚「ACP」到底是在講「什麼碗糕」？在更早之前就已經有「PCA」這個東西，全文是「Patient-Controlled Analgesics」，中文意思是「病人控制的止痛」，翻譯成「病人自控式止痛裝置」。早在三十多年前（民國79年、西元1990年）台北馬偕醫院淡水分院開辦安寧病房，那年我高醫醫學系大

七，去台北馬偕醫院當實習醫師。當時末期病人一入院，就安裝「PCA」裝置。後來我參加安寧療護課程學習，講師說：「這個PCA裝置，可以讓末期病人24小時都揹著，很方便，就像揹著隨身聽（walkman，後來被蘋果的i-pod打敗）一樣而已。」我後來演講「末期病人（安寧療護）的疼痛控制」時，我會咬牙切齒的說：「這傢伙一定自己沒揹過，才會這樣說！」

我補充說：「隨身聽隨時都可以拿下來再揹回去，但是PCA裝置通常是接在靜脈血管（還可以打在脊椎），隨便扯到就會漏針、流血、出問題。末期病人連洗澡、換衣服、睡覺都不敢隨便亂動，以免扯到還要重新挨針、打血管。」我雖然從來沒揹過「PCA」裝置，但是我可以想像末期病人的痛苦和辛苦。俗話說「事非經過不知難」，我則說「親身體驗才知困難」。醫護人員除非自己有做過各種檢查、裝過各種儀器、吃過藥、打過針、開過刀、被麻醉，接受過化學治療與放射治療、插過各種管路，否則專業人員講的話，我總是抱著懷疑的心態看待。同樣的，對於台灣的政客每到選舉時會說：「人民的苦，我感同身受。」這種政客就是沒當過普通人民，連神明都敢欺騙，才講得出這種「鬼」才會相信的「話」啦！

【許禮安註】

本篇集合兩篇文章整理改寫而成：關於「PCR」、「CPR」和「ACP」，來自〈1110619安寧療護思考14預立醫療照護諮商1觀念：兼談「安寧緩和醫療條例」與「病人自主權利法」〉，已經公開，尚未

收錄出書。最後關於「PCA」一節，來自〈1091002生死安寧教育35親身體驗才知困難〉，收錄在許禮安新書《我們只是暫時還沒死》（海鴿文化。110年2月初版）。

許禮安111-07-08（五）酉戌亥時完稿/高雄安居

【許禮安補充】

你知道「QRcode」的中文或台語嗎？
最近閱讀這本《100個改變世界的關鍵發明》（林唯信/著。台灣東販2023年11月初版），終於知道大家習慣使用的「QRcode」，原來只是很簡單又無聊的英文：QR是「快速反應（Quick Response）」的縮寫（197頁）。
台灣號稱「這個國家」，可以把英文「barcode」翻譯成「條碼」，卻沒有能力和「國格」，把「QRcode」翻譯成「快反碼」或「速應碼」？這到底是英文或中文程度太差呢？還是教育部或經濟部一直都在混呢？你敢說自己是台灣人？那就請你趕快把「QRcode」翻譯成台語說給我聽啊！很抱歉，我聽到有人「搭英語」就很反胃想吐、甚至很想要去大便！

許禮安113-08-18（日）下午08:08/高雄安居

安寧居家防疫看等級

非醫學中心醫護人員命不值錢

去年（111年）10月22日週六，我從高雄搭高鐵到台北市「張榮發國際會議中心」六樓，參加「台灣安寧緩和醫學醫學會111年度會員大會學術研討會」。我在最終場的綜合討論，大約下午五點時提問：「我想確認一件事：難道這是所謂的城鄉差距嗎？」我說：「我最近聽到的安寧居家療護服務，包括成大醫院邱智玲督導長、花蓮慈濟醫院謝至鎧主任和台北榮總林明慧主任，共同點就是：醫護人員必須全套防護衣，包括口罩、面罩、防護衣、手套等，包到密不通風而汗流浹背，而且是換一位病人或一個家庭就必須全套更換。」

我接著說：「可是我在衛生福利部屏東醫院從（111年）1月開始，每週四下午進行『居家醫療整合服務』的訪視，包括末期病人的安寧居家療護，從醫師（我）、居家護理師到社工師，我們都只有戴著外科口罩，而且一個下午跑三家完全不用換口罩。我所在的醫院是屏東縣的防疫專責醫院，發給醫護人員一天只有一個外科口罩的量。難道是因為我在屏東鄉下，疫情不嚴重

的關係？可是花蓮也不是六都啊！而且目前花蓮的疫情（確診人數）還不如屏東嚴重啊！」台北榮總林明慧主任回答：「應該是因為醫院層級不同，防疫標準不同吧！」

我只好恍然大悟的默認，但是內心不免覺得淒涼：原來「這個國家」和「指揮中心」，對待不同醫院等級的醫護人員是有差別待遇的！當「醫學中心」的安寧醫護人員抱怨著：每次到案家都要重新著裝，半天要換三套防疫裝備，全副武裝導致裡面衣服都溼透，與末期病人和家屬有著隔了一層衣物的距離，成大醫院特地為居家護理師在醫院裝置淋浴設備，既然防疫開始鬆綁，期望早日取消這種嚴苛規定！給我的感覺卻是：因防護裝備不足而不適用高規格的防疫，我們「區域醫院」的醫護人員和「醫學中心」相比，人命就比較不值錢！

施打新冠疫苗比看門診更危險

我在某醫院（據說是防疫專責醫院）看門診，來看診的都是有症狀的病人，但是醫院只有發給醫護人員外科口罩而已。但是前年（110年）社區大型疫苗接種站，來接種疫苗的都是健康的民眾，所有工作人員卻都穿著全套防護衣（全副武裝）：口罩加面罩，防護衣加手套、腳套，套到完全看不出來這人是誰，所以要在前胸或後背貼一張A4紙，寫著醫師、護理師的字眼。當時「指揮中心」否認台灣有「社區感染」，卻在社區用全套防疫裝備來防護，但是醫院一直有確診病人和防疫專責病房，卻只給

陽春口罩來防疫。我讀高二的兒子說得好:「拍照用的,做秀。」

現在醫學中心出去居家訪視,醫護人員都還要全套防護,而且換一家就要換一套。但是我去年(111年)開始去居家訪視,就只有戴著外科口罩而已,其他什麼裝備都沒有。據說是因醫院層級較低(本院雖是防疫專責醫院,但只是區域醫院),所以醫護人員的命就比較不值錢(這句話是我自己推論)!別說沒發面罩、防護衣、手套、腳套等,這三年來甚至連N95口罩和酒精都沒有發過。而且外科口罩的量只有一天一個,我一個下午去居家訪視平均看三位病人,就算我只想要更換外科口罩都不夠用。這是高風險,低裝備;低風險,高裝備。

我認為:這兩年多來「這個國家」的「指揮中心」和「縣市政府」,防疫措施一直以來都荒腔走板!把「社區施打疫苗的健康民眾」當成「高風險族群」來防疫,對於「有症狀來看診的病人」這種真正的「高風險族群」,卻讓第一線的醫護人員在醫院只能用外科口罩來防疫!這是從中央到地方,從指揮中心到醫院高層,都虧待基層醫護人員,虧欠我們防疫裝備和工作安全!

害怕居家護理師造成院內感染

我忘記是誰說的:一開始是「醫學中心」擔心居家護理師出去居家訪視,可能會從社區帶「新冠病毒」回到醫院造成「院內感染」,早在社區尚無確診個案之前,連指揮中心都極力否認有「社區感染」之前,加上中央發給醫學中心足夠的防疫裝備與物

資，於是要求居家護理師，包括去居家訪視的醫師等，都要穿戴全套防疫裝備！醫學中心不擔心有症狀的病人來醫院看診而導致「院內感染」，竟然擔心居家護理師去社區帶病毒回醫院造成「院內感染」，而且去的是完全沒有「社區感染」個案的社區，在「指揮中心」宣稱全國尚未發生「社區感染」之前，這到底是什麼思考邏輯？

看起來案情不單純，難道是醫學中心的長官懷疑「指揮中心」說謊嗎？還是說這些長官連防疫的基本常識都沒有，竟然還能成為醫學中心的主管呢？現在病人和家屬在家裡已經不用戴口罩，聽說這些醫學中心的居家護理師以及居家訪視的醫師，仍須繼續全副武裝、全套防疫裝備！我認為：醫學中心的居家醫護人員應該自己去爭取，符合防疫觀念與不同防疫階段的管理規定！而我，還是繼續戴我的外科口罩。坦白說，反正不關我的事！我寫出來，只是想凸顯：醫學中心某些高階主管，負責開辦「社區大型疫苗接種站」的衛生局官員，以及指揮得亂七八糟、不知道第一線醫護人員辛苦的「指揮中心」！

許禮安112-03-14（二）戌時完稿/高雄安居

我是台灣安寧界出版最多書的醫師

你不相信？光是已經絕版的書就有十本，我先公告如下：

1.《心手相蓮—安寧療護入門》慈濟醫院。1996年8月。心蓮病房開幕贈送，只印六百本。

2.《心蓮心語—安寧療護與生死學》慈濟道侶檀施文庫，1998年8月。慈濟結緣善書，總計印行超過兩萬本。

3.《行職業展望》第13輯「醫護保健業」。行政院勞委會職訓局編印。2000年11月。

4.《在心蓮病房的故事》海鴿，2001年3月初版，2002年5月再版。

5.《一個安寧醫生的手札—在心蓮病房的故事2》海鴿，2002年5月。

6.《我還活著—在心蓮病房的故事3》海鴿，2003年4月出版。

7.《蓮心安在—在安寧病房的故事4》海鴿，2004年11月出版。

8.《醫院的大小事—許禮安醫師的手記》海鴿，2005年12月出版。

9.《許禮安醫師的家醫講座》海鴿文化，2006年3月出版。

10.《橫跨生死長河—病情世界的多重現象分析》高雄市張啟華文化藝術基金會。碩士論文2007年1月出版，結緣善書共印六千本。

還在市面流通（網路書店或張啟華基金會）的書如下八本：

1.《人生，求個安寧並不難》。華成圖書。2013年8月出版。

簡體版。馬來西亞大眾書局。2013年11月馬來西亞/新加坡發行。

2.《那些菩薩給我們的故事—安寧療護故事集》海鴿。2013年9月。過去絕版「安寧故事書」的精選輯。

3.《安寧療護的100個小故事》海鴿。2014年6月初版。

簡體版。馬來西亞大眾書局。2014年7月馬來西亞/新加坡發行。

4.《生死關懷的100個小故事》海鴿。2015年3月初版。

5.《許禮安談生說死》海鴿。2016年10月初版。

6.《我對安寧療護的顛覆思考與經驗談》海鴿。2017年12月初版。

7.《安寧緩和療護》。華杏。2012年1月出版。2018年2月第二版。全書二十章，我寫了九章，大約半本教科書是我寫的。

8.《許醫師，有沒有可以學習怎樣活得健康的書》海鴿。2019年7月初版。

最近有些感慨，我都說自己人緣不好，所以沒人幫我廣告。別人出個一、兩本書，就有服務的醫院幫忙舉辦簽書會，我以前服務的醫院為何都沒這回事？最近在安寧緩和醫學會年會，遇到以前某慈善醫院同事陳嘉瑋醫師，我藉機發發牢騷，說自己因為不是帥哥美女，加上沒有找一堆人幫我寫推薦序，更不是名嘴與網紅，所以寫的書當然賣得不好。他說：「因為你不在醫學中心，而且又在南部。」

我雖然早就知道：台灣媒體一向看高不看低、長期重北輕南，其實醫學界更是如此。何況我一向沒大沒小，自認「吾愛吾師，吾更愛真理」，總是「講真話，惹人厭」，可能因此得罪不少長官和前輩，沒被全面封殺已屬萬幸。還好在這個網路時代，至少還可以在自己的臉書和粉絲專頁貼文，幫自己打打廣告，我要再講一遍：「我是台灣安寧界出版最多書的醫師」！因為不重要，所以只講兩遍也就夠了。

許禮安108-8-20（二）亥時/高雄安居

安寧療護與日常生活的聯想

☆安寧療護是崎嶇人生旅途中,撫平傷痛的乳液!

☆安寧療護是生命末期身心痛苦時,療傷止痛的解藥!

☆安寧療護是人生病苦中,如遭逢跳電時的手電筒,照亮黑暗時光!

☆安寧療護是人生病苦時,預防跳電的「不斷電系統（UPS）」!

☆你應該要學習安寧療護,
讓我們一起陪伴末期病人「善生」和「善別」,
將來才有可能讓自己和親人順理成章而得「善終」!

☆假如舒酸定牙膏可以預防或治療牙痛,就可以不需要牙醫啊!
安寧療護疼痛控制當然更能夠預防與治療末期病人的疼痛啊!
安寧療護可以讓末期病人安樂活,根本不需要討論安樂死啊!

☆日常生活中,洗頭、洗臉可以讓人清醒,洗澡可以令人舒爽。

安寧療護的舒適護理是同樣的道理,即使末期病人臥床或昏迷,用搬運床運到按摩浴缸淋浴或泡澡,洗得舒服,人就輕鬆多了!

☆按摩浴缸是合格安寧病房的標準配備,所以不應該額外自費!

就像你家的浴室是民宅住家的標準配備一樣,不可另外加價!

☆安寧療護重點工作是:「善生」和「善別」而不是只求「善終」!

因此安寧醫師負責疼痛控制與症狀控制,護理師負責舒適護理!

☆末期病人的痛苦,需要幫他解除痛苦,而不是直接解決他的性命!

安寧療護讓末期病人還活著就能得到安樂,他就不會要求安樂死!

☆「安寧療護」就是人生遭遇「死亡疫情」之下的「紓困方案」!

☆「安寧療護」是已經看到「彼岸花」開,準備為此生圓滿結案。

☆「安寧病房」是人生臨終旅程的「中途休息站」,而非「終點站」。

☆「安寧療護」強調「尊重自主權和個別差異」,因此,那不只是一個地方或團隊,而是活著時的生命態度!

☆「安寧療護」是人生最後一趟遠行,在上路之前的陪伴與告別。

☆在生離死別、天人永隔之前,你都還來得及學「安寧療護」!

☆在親人離世、生死悲傷之後,你更要趕快來學「安寧療護」!

☆驚人的台灣中央研究院研究:「接受安寧療護」可以讓健保省錢,又能讓末期病人減少痛苦而且更有生活品質!

☆驚人的加拿大研究:「接受安寧療護」比「一直治療到死」活更久!

☆天災人禍／車禍意外,比癌症／疾病末期一次死得更多／死得更快!

☆當你罹患重病,你覺得自己夠愚昧遲鈍,有可能被騙到死嗎?
為何家屬都以為只要聯合醫護人員,就可以把親人騙到死呢?

你一定要來學習「病情告知」與「病程溝通」與「病情世界」！

☆ 不懂安寧療護，無法安靜活著，只能痛苦到死！

☆ 你將會死在家屬的關係和決定之中，所以請找家人一起來學「安寧療護」！

☆ 想要讓自己永遠都不需要「長期照護」嗎？
那你一定要來學習「健康促進」才有可能！

☆ 我們有可能讓自己永遠都不會活到末期和臨終嗎？
所以一定要來學習「安寧療護」和「臨終關懷」！

☆ 接受安寧療護，讓你活更久更舒適！

☆ 接受安寧療護，享有更高生活品質！

☆ 安寧因藝術，活得更美好！

☆ 最完美的善終路線：安寧居家、安寧共照、安寧病房！

☆ 你知道安寧病房每床都要配備七個不同尺寸形狀的枕頭嗎？

☆ 你知道安寧病房的按摩浴缸是標準配備，所以不應該額外收費嗎？

☆ 您的捐款將用於開辦安寧療護與生死教育課程，期望啟動「善的循環」，讓您和親人未來能善終。

安寧療護常識檢定

之一、請說明「安寧療護」和「安樂死」的差別？

「安樂死」是因為「痛苦」而解決「人」；

「安寧療護」是為「末期病人」解除「痛苦」！

從事「安寧療護」的人反對「安樂死」，

要先「解除痛苦」，讓末期病人「還活著就得到安樂」，

所以，「安寧療護」必須努力達到「安樂活」的可能。

之二、請說出「安寧療護」在台灣的三種（或四種）「服務模式」？

依照健保開始試辦順序介紹如下

一、「安寧居家療護」。

末期病人在家裡，醫師、居家護理師、社工師可以去家裡訪視。

民國85年7月開始試辦。

民國98年9月正式納入健保體制，終於結束十多年的試辦計畫。

103年1月實施乙類「安寧居家療護」（原來的「安寧居家療護」改稱為甲類），降低醫護人員受訓時數只剩約四分之一，降低健保給付（打七折），改稱為「社區安寧照護」。

二、「安寧病房（安寧住院療護）」。

開辦安寧病房讓末期病人住院，主要進行疼痛控制藥物調整等。

民國89年7月試辦，同時開始評鑑（當時稱為「訪查」）。

民國98年9月正式納入健保體制，終於結束近十年的試辦計畫。

三、「安寧共同照護」簡稱「安寧共照」。

安寧醫護人員到其他科病房，建議或協助照護末期病人。

民國94年開始試辦，至今尚未納入健保正式體制，仍在試辦計畫中！

之三、請說出「安寧療護」在台灣的十大類「服務對象」？

依照健保設定服務對象順序介紹如下

一、「癌症末期」。

民國85年試辦安寧居家療護開始,設定對象僅限癌症末期。

二、「漸凍人末期」。(運動神經元疾病之末期病人)

漸凍人協會主動爭取。健保於民國92年9月納入服務對象。

為第一個非癌症末期病人適用安寧療護,故予以單獨保留。

三、「八大非癌末期」。

民國98年9月健保公告:「增加八大項非癌症末期疾病適用安寧療護服務」,包括:腦、心、肺、肝、腎,五大器官的衰竭,總計八大類疾病。

因此,今後下列十類疾病末期皆可接受健保給付的安寧照顧:1.癌症。2.運動神經元萎縮症(漸凍人)。3.老年期及初老期器質性精神病態(失智症)。4.其他大腦變質。5.心臟衰竭。6.慢性氣道阻塞疾病。7.肺部其他疾病。8.慢性肝病及肝硬化。9.急性腎衰竭。10.慢性腎衰竭。

民國89年6月公告的「安寧緩和醫療條例」第三條「二、末期病人:指罹患嚴重傷病,經醫師診斷認為不可治癒,且有醫學上之證據,近期內病程進行至死亡已不可避免者。」

法律規定的末期病人並未僅限於癌症末期,健保到98年9月才開放「八大非癌末期」適用安寧療護,這是行政效率落後法律

九年！

據說還有某些醫院告知家屬說：「我們目前不收非癌症末期病人！」請大家可以直接向健保署查詢或提告！

之四、「安寧療護」就是「癌症末期」病人住進「安寧病房」安靜等死！請問這句話對嗎？如果錯，請說明錯在哪裡？

這句話錯了！錯在範圍太狹隘，而且觀念已經落伍很久！

如果你能回答前面的兩題：

之三、請說出「安寧療護」在台灣的十四大類「服務對象」？

之二、請說出「安寧療護」在台灣的三種（或四種）「服務模式」？

應該就可以回答這一題！

理由一、

「安寧療護」的「服務對象」目前已經包括：1.「癌症末期」，2.「漸凍人末期」，3.「八大非癌末期」，以及111年6月1日起最新擴充四大類對象，總共十四大類末期病人。

理由二、

「安寧療護」的「服務模式」目前已經包括：1.「安寧居家療護」（甲類，以及乙類安寧居家療護稱為「社區安寧照護」），

2.「安寧病房（安寧住院療護）」，3.「安寧共同照護」（簡稱「安寧共照」）。

理由三、

「安寧療護」不是「安靜等死」，而是「減輕或免除末期病人之生理、心理及靈性痛苦，施予緩解性、支持性之醫療照護，以增進其生活品質。」

這是根據民國89年6月公告的「安寧緩和醫療條例」第三條之「一、安寧緩和醫療：指為減輕或免除末期病人之生理、心理及靈性痛苦，施予緩解性、支持性之醫療照護，以增進其生活品質。」

因此，應該說：「安寧療護」目前在台灣，是針對「十四大類末期病人」（包括「癌症末期」、「漸凍人末期」與「八大類非癌症末期病人」等），不管在家（提供「安寧居家療護」或「社區安寧照護」）或住院（提供「安寧病房」或「安寧共同照護」），「減輕或免除末期病人之生理、心理及靈性痛苦，施予緩解性、支持性之醫療照護，以增進其生活品質」的積極醫療照護行為，並不是消極的安靜等死。

之五、「安寧療護」到底是「什麼碗糕（台語）？」

簡答（五種，依序由簡而繁）：

1.「安寧療護」是：經由「醫療」與「護理」，可以讓末期病人

得到「安寧」。

2.「安寧療護（安寧緩和醫療）」是：盡可能達到被照顧的病人所想要的生活方式（desirablesurvival）的一種照顧模式。

3.「安寧緩和醫療」（根據民國89年6月公告的「安寧緩和醫療條例」第三條之一）：「指為減輕或免除末期病人之生理、心理及靈性痛苦，施予緩解性、支持性之醫療照護，以增進其生活品質。」

4.「安寧緩和醫療」是：「近代醫學的專業領域，重視末期病人的症狀控制，並關心其心理，社會及心靈的問題，是先進的，積極的醫療照顧模式，絕非消極的等待。」

5.「安寧緩和醫療」（根據「世界衛生組織ＷＨＯ」的定義）是：

「對於所罹患疾病已經無法治癒的病人，給予積極完整的照護。控制疼痛以及其他症狀，同時關心精神、社會與靈性問題。緩和照顧的目標是達到病人與家屬的最高生活品質。」

"The active total care of patients whose disease is not responsible to curative treatment. Control of pain, of other symptoms, and of psychological, social and spiritual problems, is paramount. The goal of palliative care is achievement of the best quality of life for patient and their families."

PS.如果回答不出來,表示您的「安寧療護常識」不足,

歡迎報名參加張啓華文化藝術基金會開設的各種「安寧療護」課程!

【許禮安補充說明】

健保署針對安寧療護的服務模式與適用對象:

民85/1996年健保局試辦「安寧居家療護」。

民89/2000年試辦「安寧病房」住院,對象均僅為癌症末期。

民92/2003年9月增加運動神經元萎縮症(俗稱漸凍人)末期。

民94/2005年試辦「安寧共同照護」,迄今20年仍只是試辦計畫。

民98/2009年9月「安寧居家療護」和「安寧病房」納入健保常態給付。

民98/2009年9月公告增列八大類非癌症末期疾病適用安寧療護:

1.老年期及初老期器質性精神病態(目前稱為失智症)。

2.其他腦變質(嚴重中風、嚴重腦傷等退化性疾病末期)。

3.心臟衰竭

4.慢性氣道阻塞疾病。

5.肺部其他疾病（嚴重纖維化肺病等）。

6.慢性肝病及肝硬化。

7.急性腎衰竭。

8.慢性腎衰竭及腎衰竭。

民111/2022年6月1日起最新擴充四大類對象如下：

9.末期骨髓增生不良症候群（MDS）

10.末期衰弱老人

11.符合「病人自主權利法」第十四條第一項第二款至第五款所列臨床條件者。（包括：不可逆轉之昏迷、永久植物人、極重度失智、其他疾病痛苦難以承受、無法治癒且無其他合適之醫療解決方法之疾病。）

12.罕見疾病或其他預估生命受限者。

PS.大多數社會大眾甚至其他科別醫護人員可能都還不知道！

許禮安107-09-05（三）巳時/高雄市張啓華文化藝術基金會

許禮安醫師簡歷

男。54年9月6日高雄市出生。花蓮行醫15年。

目前暫居高雄市。屏東行醫16年。

現任：

高雄市張啟華文化藝術基金會 執行長（97年2月迄今）

衛生福利部屏東醫院 家醫科兼任主治醫師（98年4月迄今）

台灣安寧照顧協會 理事（90年5月~96年6月/98年6月~115年12月）

高雄醫學大學〈生死學與生命關懷〉/〈安寧療護身心靈陪伴〉兼任講師（103年2月~108年1月/108年8月~110年1月/110年8月~111年1月/111年8月~112年1月/112年8月~114年8月）

北高雄社區大學兼任講師（111年8月～114年8月）

彰化社區大學兼任講師（114年3月～114年7月）

專長：

家庭醫學專科醫師（家專醫字第003958號）

安寧緩和醫學專科醫師（安醫專字第043號）

學歷：

高雄醫學院醫學系醫學士（80年6月）

東華大學族群關係與文化研究所社會科學碩士（94年6月）

經歷：

國防部陸軍第八軍團司令部少尉軍醫官兼法醫官（80年10月～82年6月）

花蓮慈濟醫院家醫科住院醫師及心蓮病房主治醫師（82-7-1～93-6-30）

慈濟大學臨床講師、東華大學兼任校醫、安寧療護品質保證計畫訪查委員

行政院衛生署花蓮醫院家醫科主任（93-7-14～95-10-18）

花蓮北國泰聯合診所家醫科主治醫師（95-10-19～97-1-12）

花蓮縣醫師公會　理事（95年12月～97年4月）

屏東美和科技大學　兼任講師（96年9月～99年6月）

社團法人台灣世界愛滋快樂聯盟　理事（100年8月～103年8月）

高雄市第一社區大學　兼任講師

高雄醫學大學/大仁科大/中華醫人/育英醫專/成大醫學院　業界協同教學講師

長榮大學應用哲學系【臨終關懷】兼任講師（108年2～7月）

大仁科技大學護理系在職班【安寧緩和療護】兼任講師（108年2～7月）

大仁科技大學【生命關懷與生死議題】兼任講師（109年8月～110年1月）

台灣安寧緩和醫學學會　理事（94年6月~98年6月/100年6月~106年7月/108年7月~111年10月）

許禮安著作（已絕版）

1.《心手相蓮—安寧療護入門》慈濟醫院。85年8月開設心蓮病房只印600本。

2.《心蓮心語—安寧療護與生死學》慈濟道侶檀施文庫，87年8月。

《行職業展望》第13輯「醫護保健業」。行政院勞委會職訓局編印。89年11月。

3.《在心蓮病房的故事》海鴿文化，90年3月初版，91年5月再版。

4.《一個安寧醫生的手札—在心蓮病房的故事2》海鴿文化，91年5月。

5.《我還活著—在心蓮病房的故事3》海鴿文化，92年4月出版。

6.《蓮心安在—在安寧病房的故事4》海鴿文化，93年11月出版。

7.《病情世界的多重現象分析》東華大學族群關係與文化研究所碩士論文。94-6

8.《醫院的大小事—許禮安醫師的手記》海鴿文化，94年12月出版。

9.《許禮安醫師的家醫講座》海鴿文化，95年3月出版。

10.《橫跨生死長河》高雄市張　華文化藝術基金會。碩士論文96年1月出版結緣。

11.《生死關懷的100個小故事》海鴿文化。104年3月初版。

12.《我對安寧療護的顛覆思考與經驗談》海鴿文化。106年12月初版。

13.《許醫師，有沒有可以學習怎樣活得健康的書》海鴿文化。108年7月初版。

14.《我們只是暫時還沒死》海鴿文化。110年2月初版。

許禮安近年著作（義賣中）

1.《人生，求個安寧並不難》。華成圖書。102年8月出版。
簡體版。馬來西亞大眾書局。2013年11月馬來西亞新加坡發行。

2.《那些菩薩給我們的故事—安寧療護故事集》海鴿文化。102年9月。

3.《安寧療護的100個小故事》海鴿文化。103年6月初版。
簡體版。馬來西亞大眾書局。2014年7月馬來西亞新加坡發行。

4.《許禮安談生說死》海鴿文化。105年10月初版。

7.《活著的權利—安寧療護全方位學習》張　華文化藝術基金會109年12月出版

9.《安寧緩和療護》。華杏。101年1月出版。107年2月第二版。112年5月第三版！

許禮安近年論文

1.對安寧療護臨床心態的現象考察。台灣大學「2011第七屆生命教育學術研討會」2011-9-30/10-2會議論文。

2.安寧療護臨床心態的現象考察之二—安寧療護的本土化模式。東華大學「荒蕪年代的栽種—余德慧教授紀念學術研討會」2013-09-07/08會議論文。

3.悲傷關懷與陪伴—以余德慧教授著作及安寧療護臨床經驗為例。南華大學「第十一屆現代生死學理論建構學術研討會」2014-6-26/2會議論文7。

4.健康教育在社區大學與樂齡學習領域之探討。台灣師範大學「高齡化社會、社區學習與社會資本研討會」2014-12-13會議論文。

5.生命教育在社區大學與樂齡學習領域之初探。國立台北護理

健康大學「2015年兩岸大專校院生命教育高峰論壇」2015-5-1海報論文。

6. 從家庭醫學觀點探討生命關懷與生死教育—以余德慧教授著作及個人生死教育教學經驗為例。樹德科技大學通識教育學院「生命教育學術研討會」2015-09-26會議論文。

7. 大學通識教育與生死教育。樹德科技大學「2016通識教育研討會」2016-05-27專題演講論文。

8. 結合銀髮志工、老人長照與末期安寧的「安寧田園社區」概念。長榮大學2016年「『長照、托育暨就業』三合一照顧體系之整合」研討會2016-10-28會議論文。

9. 從「臨死覺知」探查「死後存在」—以安寧療護臨床經驗為例。台灣大學2017年第十三屆生命教育學術研討會2017-10-22會議論文。

10. 從「無效醫療」與「健康食品」談起—安寧療護與生死學的思考推論。2018-06-05投稿審查未通過，部落格自行發表。

11. 我對安寧療護的顛覆思考—安寧療護與生死教育的另類思考。2019-10-06台灣安寧照顧協會「2019年安寧療護學術研討會」專題演講。2019-12-26部落格發表。

12. 結合藝術行銷與安寧療護的生存美學社會教育—安寧療護行動美術館。2020-03-15投稿大綱通過，全文審核未過。部落格自行發表。

13. 生死學與生死教育的網路新聞分析。南華大學2020年第十六屆現代生死學理論建構學術研討會2020-06-06口頭報告論文。

14. 疫情考驗下的生死教育與生命思考。南華大學2020年第十七屆現代生死學理論建構學術研討會2020-12-05口頭報告論文。

15. 醫療照護現場違反生命倫理的現況與省思。未投稿。2021-12-31自行發表。

16. 對「善終」與「以病人為中心」的省思。未投稿。2022-12-28自行發表。

17. 許禮安關於「安樂死」的思考。未投稿。2023-12-26自行發表。

18. 安寧療護的困境與思考。未投稿。2024-12-25自行發表。

論文收錄與教科書改版

1. 《人文臨床與倫理療癒》余安邦主編。五南2017年11月出版。〈對安寧療護臨床心態的現象考察—安寧療護的本土化模式〉（195-211頁）

2. 華杏《臨終與生死關懷》第7章〈臨終關懷的倫理議題〉（單篇著作改版）：2018年2月二版。

3. 《創新與傳承：大學生命教育課程規劃與教學實務》。共45章，心理出版社2021年7月初版。我寫第36章〈你要抱著必死的決心來選修這門課：高雄醫學大學「生死學與生命關懷」教學經驗〉。

4. 《家庭醫師臨床手冊》第五版。台灣家庭醫學醫學會編印。111年7月第五版。單元97〈安寧居家療護〉（744-748頁）（單篇著作改版）。

5. 華杏《安寧緩和醫療》教科書。107年2月二版。共20章，我寫9章。

112年5月第三版。共20章，我寫11章。

許禮安醫師演講：【非死不可—安寧療護與生死學】網路播映：

電視台播出3場次，網路收看總人次超過80萬人次。

Youtube【人文講堂】2017-03-03。觀看次數149,135人次（112-08-16）

https://www.youtube.com/watch?v=XKxtHIc4BF4

Youtube【每個人都非死不可】。觀看次數794,664人次（109-11-25）

https://www.youtube.com/watch?v=AJy7AJka2K8&t=7s（目前已無法觀看）

許禮安手機（安寧諮詢專線，24小時開機）：0955-784-748

許禮安e-mail：an0955784748@yahoo.com.tw 或 an0955784748@gmail.com 均可收到。

臉書「許禮安」

https://www.facebook.com/profile.php?id=100001088998048

臉書粉絲專頁：【許禮安的安寧療護與家醫專欄】

https://www.facebook.com/profile.php?id=100069865688118

海鴿 文化出版圖書有限公司
Seadove Publishing Company Ltd.

作者	許禮安
美術構成	騾賴耙工作室
封面設計	南洋呆藝術工作室
發行人	羅清維
企畫執行	林義傑、張緯倫
責任行政	陳淑貞

青春講義 134

我在安寧療護三十年

出版	海鴿文化出版圖書有限公司
出版登記	行政院新聞局局版北市業字第780號
發行部	台北市信義區林口街54-4號1樓
電話	02-27273008
傳真	02-27270603
e-mail	seadove.book@msa.hinet.net
總經銷	創智文化有限公司
住址	新北市土城區忠承路89號6樓
電話	02-22683489
傳真	02-22696560
網址	www.booknews.com.tw
香港總經銷	和平圖書有限公司
住址	香港柴灣嘉業街12號百樂門大廈17樓
電話	（852）2804-6687
傳真	（852）2804-6409
CVS總代理	美璟文化有限公司
電話	02-27239968 e-mail：net@uth.com.tw
出版日期	2025年06月01日 一版一刷
定價	320元
郵政劃撥	18989626 戶名：海鴿文化出版圖書有限公司

國家圖書館出版品預行編目資料

我在安寧療護三十年／許禮安作.--
一版.--臺北市 ： 海鴿文化，2025.05
面 ； 公分. －－（青春講義；133）
ISBN 978-986-392-563-7（平裝）

1. 安寧照護 2. 通俗作品

419.825   114004520

Seadove

Seadove